人体运动彩色解剖图谱系列 ▶

人体运动彩色解剖图谱

# 徒手健身百科全书

人邮体育解剖图谱编写组　编著

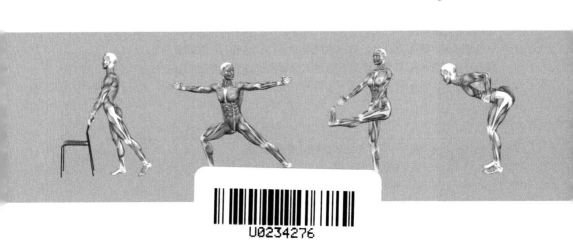

人民邮电出版社

北京

## 图书在版编目（CIP）数据

人体运动彩色解剖图谱. 徒手健身百科全书 / 人邮
体育解剖图谱编写组编著. -- 北京 : 人民邮电出版社,
2022.9
ISBN 978-7-115-49625-6

Ⅰ. ①人… Ⅱ. ①人… Ⅲ. ①健身运动－图谱 Ⅳ.
①R322-64

中国版本图书馆CIP数据核字(2020)第232836号

## 免责声明

本书内容旨在为大众提供有用的信息。所有材料（包括文本、图形和图像）仅供参考，不能用于
对特定疾病或症状的医疗诊断、建议或治疗。所有读者在针对任何一般性或特定的健康问题开始
某项锻炼之前，均应向专业的医疗保健机构或医生进行咨询。作者和出版商都已尽可能确保本书
技术上的准确性以及合理性，且并不特别推崇任何治疗方法、方案、建议或本书中的其他信息，
并特别声明，不会承担由于使用本出版物中的材料而遭受的任何损伤所直接或间接产生的与个人
或团体相关的一切责任、损失或风险。

## 内 容 提 要

不受时间和场地的限制，不需要任何特殊的健身器械，你唯一要准备的，就是自己的身体。
本书涵盖了针对肩部、手臂、背部、胸部、核心、臀部、腿部7大人体部位的131个经典徒手训练
动作，国家队体能教练设计的全面健身方案，以及必备的基础健身知识。书中的每一个训练动作
都配有专业健身教练亲自示范的动作图解、高清3D肌肉解剖图及全面的健身建议，指出该训练动
作的锻炼步骤、主要锻炼的肌肉、正确的呼吸方法、新手常见的错误。不必特意前往健身房，也
不必花钱请私教，普通健身爱好者随时随地即可快速达成自己的锻炼目标。

本书适合健身新手和想要在家锻炼的人士阅读，能够帮助他们高效减脂与塑形，提高力量、
柔韧性和稳定性，强化髋关节与膝关节功能，改善久坐带来的健康问题，最终提高身体的整体健
康状态。

♦　编　　著　人邮体育解剖图谱编写组
　　责任编辑　裴　倩
　　责任印制　周昇亮

♦　人民邮电出版社出版发行　　北京市丰台区成寿寺路 11 号
　　邮编　100164　　电子邮件　315@ptpress.com.cn
　　网址　https://www.ptpress.com.cn
　　三河市君旺印务有限公司印刷

♦　开本：700×1000　1/16
　　印张：19.75　　　　　　　　2022 年 9 月第 1 版
　　字数：430 千字　　　　　　2024 年 12 月河北第 7 次印刷

定价：99.00 元
读者服务热线：(010)81055296　印装质量热线：(010)81055316
反盗版热线：(010)81055315
广告经营许可证：京东市监广登字 20170147 号

# 在线视频访问说明

本书提供部分动作示范视频，您可以按照以下步骤，获取并观看本书配套视频。

● 步骤1

用微信扫描下方二维码。

● 步骤2

添加"阿育"为好友（图1），进入聊天界面并回复【49625】，等待片刻。

● 步骤3

点击弹出的视频链接，即可观看视频（图2）。

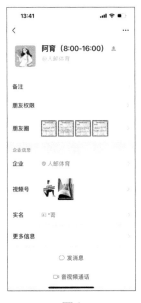

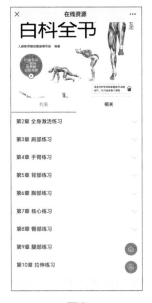

图1                    图2

# 目录 CONTENTS

# 第7章 核心练习 ......................................... 137

## 第8章 臀部练习 ....................................................... 189

## 第9章 腿部练习 ....................................................... 223

## 第10章 拉伸练习 .................................................... 265

# 第11章 训练计划 ............................................. 299

# 01

CHAPTER ONE

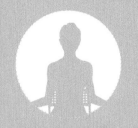

# 第 1 章
# 综述

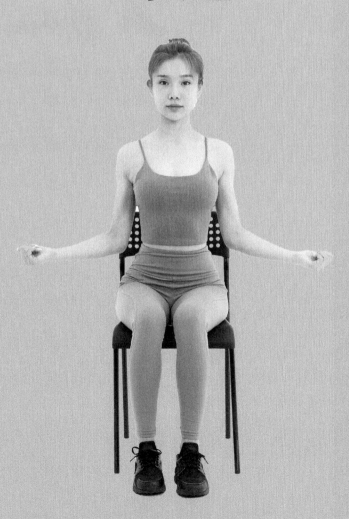

# 什么是徒手训练

徒手训练是指不借用或只借用很少的小型器械和工具，主要借助自身重量来进行健身的一种训练方式，也可以称为"无器械健身"。在多种健身方式兴起并发展的今天，徒手训练凭借它独有的魅力，成为深受人们喜爱的健身方式之一。

## ◆ 徒手训练的优势

徒手训练之所以受到欢迎，是因为它具备的便利性和经济性，以及在肌肉训练上的出色表现。从外观上来看，徒手训练锻炼出来的肌肉的整体视觉比较和谐，有力且不突兀。人们常说的"穿衣显瘦，脱衣有肉"就是指这样的健身效果。

首先，在便利性和经济性上，徒手训练既不需要专有的、固定的运动场所，也不需要配全各种健身器械，它的健身器械主要是训练者自己的身体，即训练者利用自己的身体进行锻炼。这样一来，训练者所在的地方随时可以成为运动场所，不必将时间浪费在去健身房的路上，不用办理健身卡，也不用购买大量健身器械，从而节省了时间成本与经济成本。

其次，在肌肉的表现力上，徒手训练所锻炼出来的肌肉的收缩控制能力好。与器械训练不同的是，徒手训练很难单独练习一块肌肉，而是多个肌肉、肌群一起运动，肌肉、肌群之间共同做功，神经系统、肌腱、关节都参与其中。这样可以提升肌肉之间的协作能力和肌肉的控制能力，也就是说，做动作的精确性更高。协调性、精确性、神经系统的敏感性，都有助于专项运动能力的提升。

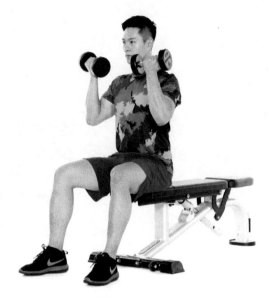

## ◆ 了解徒手训练中常见的动作模式

在健身训练中，不同的动作可以被归类为不同的动作模式，如推、拉、跳跃、旋转和蹲等。这些模式在徒手训练中也是常用的，下面分别介绍一下。

### 推

推类动作主要是通过上肢和躯干发力，将物体向自身的反方向推出去，使其远离自身，如卧推、挺举等动作；或者将身体推离物体，如俯卧撑动作等。此类动作主要用于提升肌肉力量与耐力。

在推类动作中，虽然重点发力部位是上肢与躯干，但动作具有整体性，即往往需要核心部位与下肢协同发力，才能将动作练习效果发挥好。

### 拉

拉类动作与推类动作恰恰相反，主要

是依靠背部肌肉的力量，用拉这一动作将物体与自身的距离缩短，如各种硬拉、划船动作，以及引体向上等。此类动作的主要作用也是提升肌肉力量与耐力。与推类动作一样，虽然拉类动作中重点发力部位是背部肌肉，但动作也具有整体性，也需要核心部位与下肢协同发力才能将动作效果发挥好。

在健身过程中，推与拉的动作可以结合在一起，这样可以使一部分肌肉做功，另一部分肌肉得到休息。这样不仅训练效率更高，肌肉也能得到全方位的锻炼。

## 跳跃

跳跃类动作属于爆发性的动作，主要通过下肢的发力，使身体在瞬间发生位移，如栏架类动作，跳箱类动作，以及跳高、跳远等动作。此类动作主要用于提升肌肉的爆发力，在训练中也有比较好的燃脂作用。

## 旋转

旋转类动作是指在运动中主要依赖核心部位的力量使身体发生旋转。在旋转过程中，上肢或下肢的位置会跟随发生变化，同时上肢或下肢借由旋转的速度与势能，使发出的力更为强大。此类动作在专项运动中运用得更广泛，如各种投掷运动，以及球类运动中的闪躲、转身等动作，各种伐木动作、俄罗斯转体动作和土耳其起身动作等。

旋转类动作能练习核心肌群的力量与稳定性，而核心肌群的力量与稳定性是各种运动的基石。

## 蹲

蹲类动作是在保持核心肌群稳定的前提下，臀部肌群、腿部肌群发力，使身体重心发生上、下、左、右等方向上的移动的动作，如深蹲、半蹲、侧蹲和箭步蹲。蹲类动作主要锻炼下肢的力量与爆发力，也是减脂瘦身的常用练习。

此外，还有屈伸、侧屈、跨步等动作模式。无论是哪种动作模式，在健身训练中都要合理利用、科学搭配，使肌肉得到更全面的锻炼。

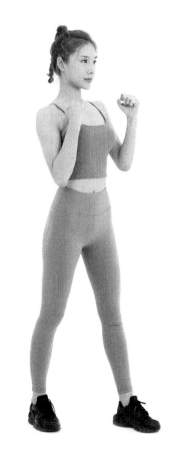

# 徒手训练中的各种"量"

徒手训练过程中，训练者首先要选择与自身运动水平相符合的动作。若动作难度太低，起不到锻炼作用；太高，容易造成运动损伤。总体上来说，从基础的动作做起，逐步提升动作难度，这是进行徒手训练的基础问题。在训练者客观认识自身运动水平，并选取合适的动作之后，其他问题也伴随而来，如一个动作到底要做几组，每组重复多少次才合适，动作之间要休息多长时间，这些问题都是训练中的量的把握，也是亟待解决的。下面对徒手训练中的这些"量"进行分析。

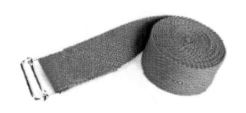

### ◆ 动作的组数与重复次数

一个动作要做几组，每组要重复多少次，需要依据动作的总次数（即训练量）来确定。对于常规训练来说，每个动作的总次数控制在25~50次最好。如果动作较简单、负重低，可以分3组来做，如总次数为30次，可分为3组，每组10次。如果动作较难，可以分多组进行，每组重复的次数少一些即可。一般来说，每组重复次数的常用范围有3种：8~10次、10~12次和12~15次。训练者可根据自己目前的健身水平和锻炼目标来选择合适的范围。但这个数值范围是可以改变的，当持续、规律训练一段时间后，就可

以适当增加训练量，以对肌肉形成更大的刺激作用，获得更理想的健身效果。

### ◆ 组与组之间的时间间隔

完成一组训练后，需要经过短暂休息再开始下一组训练。组与组之间究竟要间隔多久才是科学的？时间太长，则会失去刺激肌肉的最好时机；时间太短，则肌肉得不到充分休息，不能保证下一组动作的完成质量。

我们需要了解人体肌肉的基本组成。人体肌肉有"快肌"与"慢肌"之分。大重量训练会调动快缩型肌纤维，快缩型肌纤维会在短时间内产生大的力量，但它很容易疲劳，并且恢复时间长；小重量训练会调动慢缩型肌纤维，慢缩型肌纤维产生的力量没那么大，但耐力很好且恢复时间短。所以进行大重量的训练需要较长的恢复时间，而小重量训练只需要短暂休息。

总体来说，组与组之间休息的时间应控制在1~3分钟，少数大重量训练之间需要休息3~5分钟。训练者可以根据训练强度来调节组间间歇。

### ◆ 训练节奏

训练节奏对徒手训练十分重要。肢体动作在大部分情况下都可分为3个阶段：向心收缩、等长收缩和离心收缩。例如卷腹动作，上身向上的过程是向心收缩，到动作顶点的停滞阶段是等长收缩，上身缓慢放下是离心收缩。一个动作的完整过程，在时间上是有节奏性的。向心收缩用1秒，等长收缩用0秒，离心收缩用3秒，那这个动作的节

奏就是1-0-3。

通常来说，大部分动作讲究快起慢放，也就是向心收缩速度快一些，离心收缩速度慢一些。这是因为快起可以使肌肉获得更快的加速度，使肌肉的力量大于负重的重量，从而将负重推起。对于徒手训练，这个负重就是自己的身体，快起可以更有力地推起身体，并增大动作的幅度。负重下落过程中，速度越慢，肌肉则越要用力做功，所受到的刺激越大，健身效果越明显。

另外，从安全角度来说，下放的速度如果太快，则承重部位的关节和韧带很容易受到冲击，易产生运动损伤。因此，把握好动作的节奏也是健身的重要因素。

### ◆ 周训频率

周训频率即每周的练习次数。总的原则是每周至少锻炼2天，最好能够隔天进行。初级和中级水平的训练者，每周训练3天；高级训练者每周锻炼4天，这是比较合理的安排。在其他的休息时间里，可以适当安排一些有氧训练，巩固健身成果，促进肌肉恢复。

### ◆ 训练总量

进行徒手训练时，训练总量是需要控制的。单次的完整训练时段，除去训练前的热身以及训练完成后的拉伸，所有动作的训练组数加起来最好在12~25组。训练者可以在这个范围内，根据自身的健身水平与肌肉的承受能力来决定训练总量。

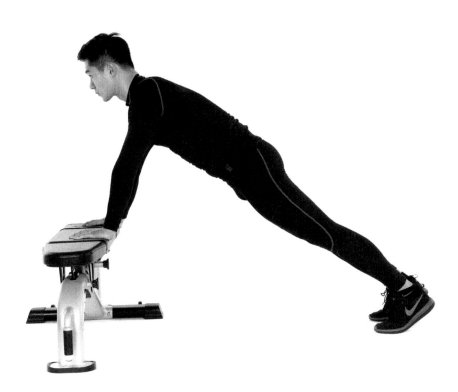

# 徒手训练中其他需要注意的事项

## ◆ 训练前的热身与训练后的拉伸

任何运动都离不开前期的热身与后期的拉伸。热身可以使肌肉脱离僵硬、静止的状态，使身体温度升高，肌肉弹性得到提升。热身还可以使血液流动加快，养分到达身体各处的速度加快，使肌肉更好地进入运动状态，不会因为僵硬而发生拉伤或痉挛。运动后的拉伸则是为了使肌肉更好地恢复，并把运动中产生的乳酸等代谢废物快速排出，减轻运动疲劳与肌肉酸痛感。运动后的肌肉还保持着运动时的收缩紧张状态，在运动后通过拉伸，可使肌纤维变得舒展而又有弹性，这不仅有助于恢复，还有助于塑形。

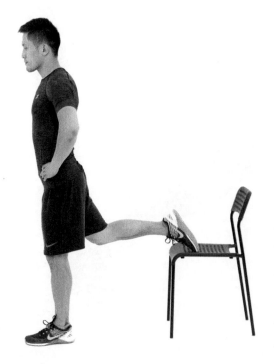

## ◆ 动作的练习顺序

为了提升训练效果，合理安排动作顺序很重要。动作顺序不同，人体消耗的能量也不同。每次训练时，首先做能量消耗最大的练习，也就是需要募集大肌肉群的练习（因为刚开始时，身体状态较好，可以在保障安全的前提下高质量地完成难度较高的动作练习），然后进行针对小肌肉群的、耗能低的练习。也就是说，针对大肌肉群的练习与针对小肌肉群的练习要结合进行，先练大肌肉群，再练小肌肉群。

还有一种效率更高的训练方法，其总体上也遵循了"先练大肌肉群、再练小肌肉群"的顺序。例如，同样是矢状面的练习，先练推类动作，累了之后再练拉类动作，这样既可以使推类动作锻炼到的肌肉得到调整，又不干扰拉类动作需要募集的肌肉，从而使肌肉得到全面的锻炼。

## ◆ 尽量使关节在全范围内运动

全范围内运动，即在关节允许的范围内，动作施展的幅度尽量大一些，方向也尽量多一些，这样，肌纤维可以在更多维度上进行不同收缩程度的做功。徒手训练在这方面有很大的优势，训练者可以使自身各个部位共同协作，做多方面的运动。多方向、大范围的运动，会使肌肉更具有协调性，关节的灵活性得到充分锻炼，并且变得更结实、稳定。肌腱和韧带的柔韧性也会得到提升。

◆ 安全第一

和所有的运动一样，要将安全放在第一位。因此，在准备进行徒手训练时，我们需要做好以下4项工作。

1. 评估自己的身体，判断自身是否适合徒手训练，或者适合哪种难度等级的训练，同时也要留意是否有关节或肌肉损伤，锻炼时尽量避开受伤部位。

2. 保证训练环境安全。在训练时，远离崎岖不平的地面，远离有众多障碍物的场地，远离人员密集的地方；否则，不但容易伤到自己，也容易给别人带来威胁。

3. 运动前一定要进行热身，运动后也要进行拉伸。这是运动常识。

4. 尽量避免尝试高难度动作，在自身肌肉和关节的承受范围内进行训练。

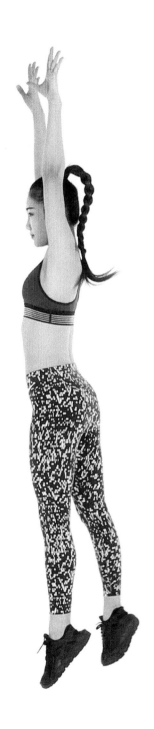

# 02

CHAPTER TWO

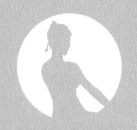

# 第2章
# 全身激活练习

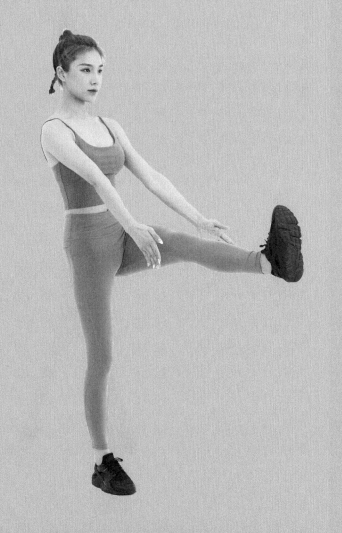

# 开合跳

❶ 身体呈站姿，双脚间距与肩同宽，挺胸收腹，目视前方。双臂自然垂落于身体两侧。

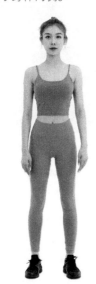

❷ 保持上身挺直，双腿发力，向上跳起，双脚打开，同时双臂向上伸展，双手于头部上方击掌。

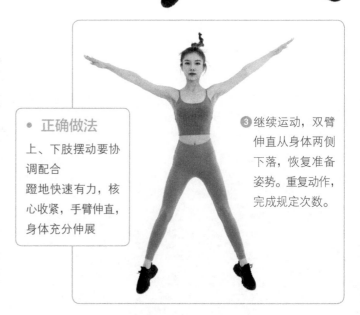

● 避免

背部弯曲

落地缓冲时膝关节超过脚尖

锻炼目标

● 全身

锻炼器械

● 徒手

级别

● 初级

呼吸提示

● 全程均匀呼吸

注意 ⚠

● 若膝关节存在不适，则不建议进行此项训练

● 正确做法

上、下肢摆动要协调配合

蹬地快速有力，核心收紧，手臂伸直，身体充分伸展

❸ 继续运动，双臂伸直从身体两侧下落，恢复准备姿势。重复动作，完成规定次数。

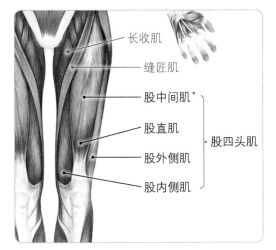

长收肌
缝匠肌
股中间肌*
股直肌
股外侧肌 } 股四头肌
股内侧肌

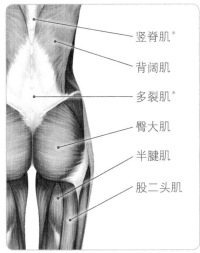

竖脊肌*
背阔肌
多裂肌*
臀大肌
半腱肌
股二头肌

◆ **解析关键**

黑色字体为主要锻
炼的肌肉
灰色字体为次要锻
炼的肌肉

腹直肌
前锯肌
腹横肌*
腹外斜肌
髂肌
腹内斜肌*
耻骨肌
长收肌
缝匠肌
阔筋膜张肌
股中间肌*
髂胫束
股直肌
股薄肌*
股内侧肌
股外侧肌
腓肠肌
比目鱼肌

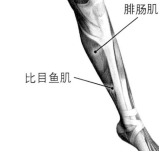

*为深层肌肉

🦴 **最佳锻炼部位**

- 腓肠肌
- 股中间肌*
- 股外侧肌
- 股内侧肌
- 股直肌
- 比目鱼肌

# 正踢腿

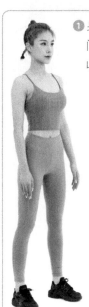

**1** 身体呈站立姿，双脚间距略比肩宽，挺胸收腹，目视前方。

**2** 保持身体姿势不变，双臂伸直上举，掌心相对，指尖向上，双臂距离与肩同宽。

- **避免**

支撑腿的膝关节弯曲

抬腿时后背弯曲

- **正确做法**

背部挺直

核心收紧

锻炼目标
- 大腿

锻炼器械
- 徒手

级别
- 初级

呼吸提示
- 抬腿时呼气，下放时吸气

注意 ⚠
- 若髋部存在不适，则不建议进行此项训练

**3** 保持上身挺直，左腿伸直上抬至尽可能与地面平行，同时双臂伸直向下，双手落于膝盖两侧。双腿交替进行，完成规定次数。

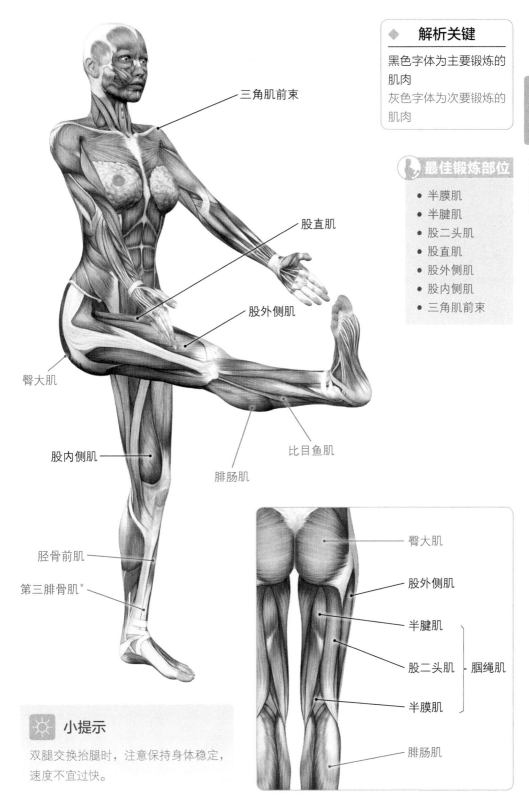

三角肌前束

股直肌

股外侧肌

臀大肌

股内侧肌

腓肠肌

比目鱼肌

胫骨前肌

第三腓骨肌*

**◆ 解析关键**

黑色字体为主要锻炼的肌肉

灰色字体为次要锻炼的肌肉

**最佳锻炼部位**

- 半膜肌
- 半腱肌
- 股二头肌
- 股直肌
- 股外侧肌
- 股内侧肌
- 三角肌前束

臀大肌

股外侧肌

半腱肌

股二头肌 } 腘绳肌

半膜肌

腓肠肌

**小提示**

双腿交换抬腿时，注意保持身体稳定，速度不宜过快。

# 简易波比跳

- **避免**

身体松散

伸腿时塌腰

- **正确做法**

核心收紧

双手撑地时，身体尽可能呈一条直线

锻炼目标

- 全身

锻炼器械

- 徒手

级别

- 中级

呼吸提示

- 全程保持均匀呼吸

注意 ⚠

- 防止膝关节损伤
- 若存在肩部不适，则不建议进行此项训练

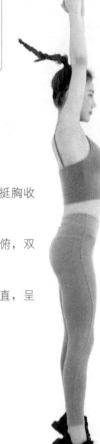

❶ 身体呈站立姿势，挺胸收腹，目视前方。

❷ 双腿屈膝，上身下俯，双臂伸直，双手撑地。

❸ 双腿向后跳跃、伸直，呈俯卧撑姿势。

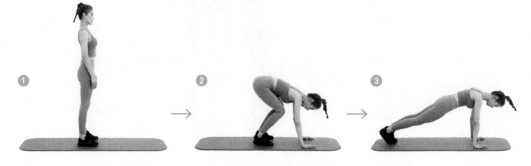

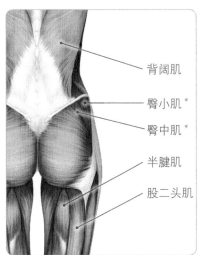

背阔肌

臀小肌 *

臀中肌 *

半腱肌

股二头肌

④ 双腿快速向腹部收回，准备起身。

⑤ 双腿发力，向上跳起，同时双手在头顶上方击掌。

⑥ 动作完成，恢复站姿。重复动作，完成规定次数。

**最佳锻炼部位**

- 比目鱼肌
- 腓肠肌
- 股直肌
- 股外侧肌
- 三角肌
- 臀大肌

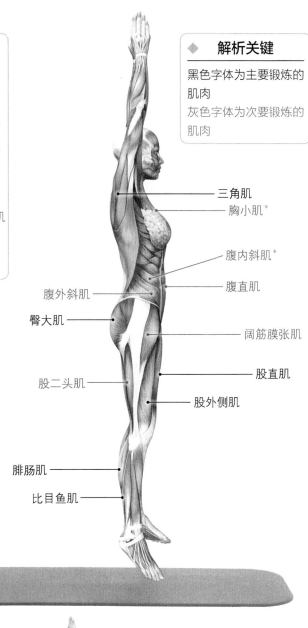

◆ **解析关键**

黑色字体为主要锻炼的肌肉

灰色字体为次要锻炼的肌肉

三角肌

胸小肌 *

腹内斜肌 *

腹直肌

腹外斜肌

臀大肌

阔筋膜张肌

股二头肌

股直肌

股外侧肌

腓肠肌

比目鱼肌

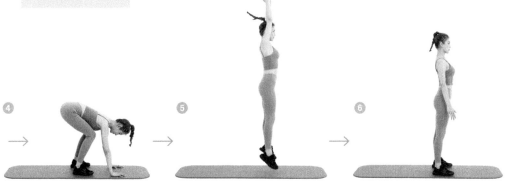

④    ⑤    ⑥

# 俯身跨步登山

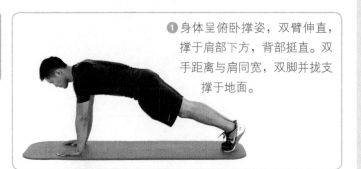

❶ 身体呈俯卧撑姿，双臂伸直，撑于肩部下方，背部挺直。双手距离与肩同宽，双脚并拢支撑于地面。

锻炼目标
- 腹部
- 髋部
- 腿部

锻炼器械
- 徒手

级别
- 中级

呼吸提示 ◑
- 迈步时呼气，还原时吸气

注意 ⚠
- 若肩部或背部存在不适，则不建议进行此项训练

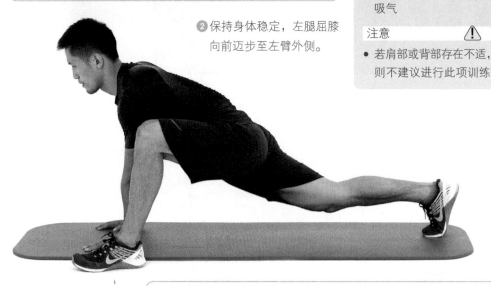

❷ 保持身体稳定，左腿屈膝向前迈步至左臂外侧。

- 避免

  手腕压力过大

  背部偏转

- 正确做法

  交换腿过程中，背部保持挺直

  腿迈至同侧手臂旁

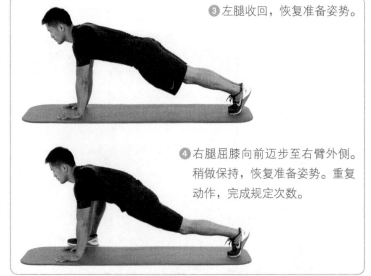

❸ 左腿收回，恢复准备姿势。

❹ 右腿屈膝向前迈步至右臂外侧。稍做保持，恢复准备姿势。重复动作，完成规定次数。

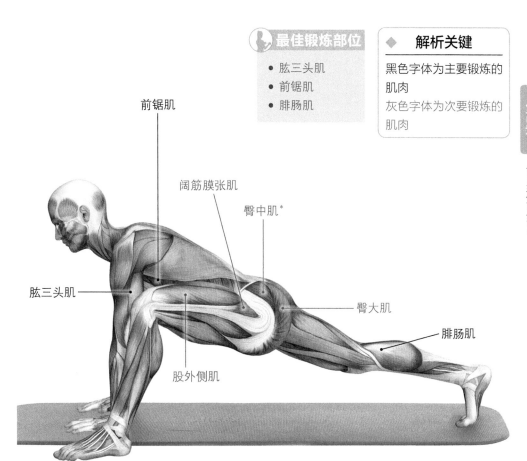

前锯肌

最佳锻炼部位

- 肱三头肌
- 前锯肌
- 腓肠肌

◆ 解析关键

黑色字体为主要锻炼的肌肉

灰色字体为次要锻炼的肌肉

第2章

全身激活练习

阔筋膜张肌

臀中肌*

肱三头肌

臀大肌

腓肠肌

股外侧肌

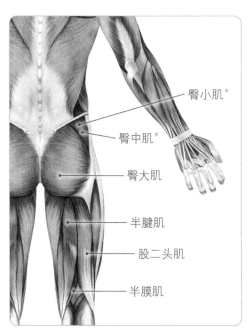

臀小肌*

臀中肌*

臀大肌

半腱肌

股二头肌

半膜肌

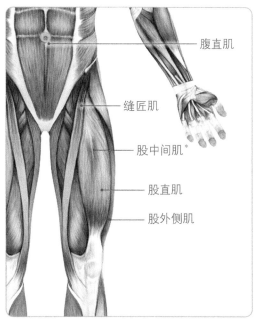

腹直肌

缝匠肌

股中间肌*

股直肌

股外侧肌

# 熊爬－纵向

❶ 双臂伸直，双手支撑于地面，屈髋，双脚脚尖支撑于地面，膝关节略微弯曲，背部挺直，核心收紧，面部朝下。

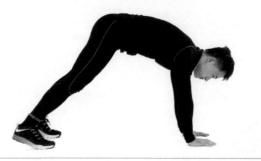

- 避免

  爬行速度过快

- 正确做法

  核心收紧

  背部挺直

❷ 右手及左脚向前移动。

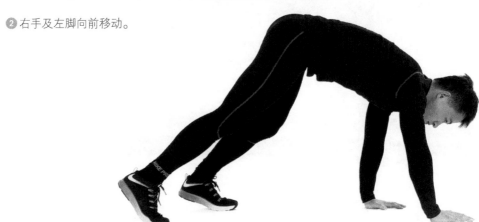

**锻炼目标**

- 全身

**锻炼器械**

- 徒手

**级别**

- 初级

**呼吸提示**

- 全程均匀呼吸

**注意** ⚠

- 若手腕或膝关节不适，
  则不建议进行此项训练

❸ 左手及右脚向前移动，继续向前运动，四肢交替进行。重复动作，完成规定次数。

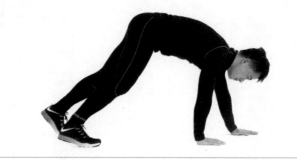

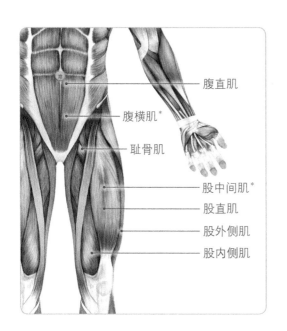

腹直肌

腹横肌*

耻骨肌

股中间肌*

股直肌

股外侧肌

股内侧肌

**最佳锻炼部位**

- 肱三头肌
- 三角肌
- 股二头肌
- 腓肠肌

◆ **解析关键**

黑色字体为主要锻炼的肌肉

灰色字体为次要锻炼的肌肉

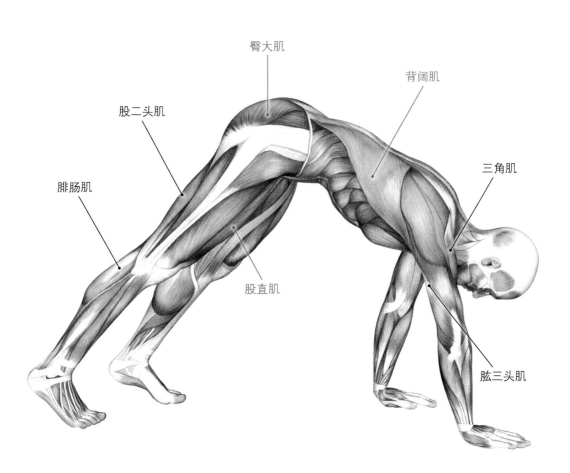

臀大肌

背阔肌

股二头肌

三角肌

腓肠肌

股直肌

肱三头肌

# 螃蟹爬行–纵向

① 身体呈仰卧姿，双臂伸直，双手支撑于地面，屈髋屈膝，双脚脚后跟支撑于地面，臀部与地面之间留一拳距离，背部挺直。

② 上身保持稳定，右手与左脚同时向前移动。

● 避免

重心不稳

手腕压力过大

● 正确做法

核心收紧

背部挺直

③ 左手与右脚同时向前移动，继续向前运动。

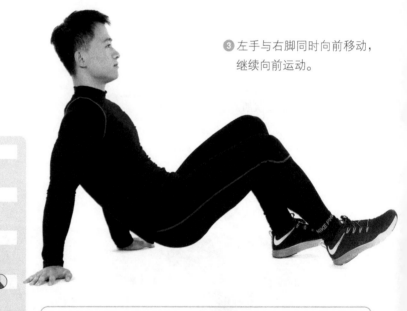

锻炼目标

● 全身

锻炼器械

● 徒手

级别

● 中级

呼吸提示

● 全程均匀呼吸

注意 ⚠

● 若出现肩部或腕关节不适，则不建议进行此项训练

④ 动作完成，恢复准备姿势。重复动作，完成规定次数。

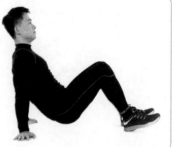

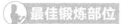

最佳锻炼部位

● 肱三头肌

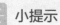 变式练习

准备姿势保持不变，对侧手脚
交互向左或向右移动。

第2章 全身激活练习

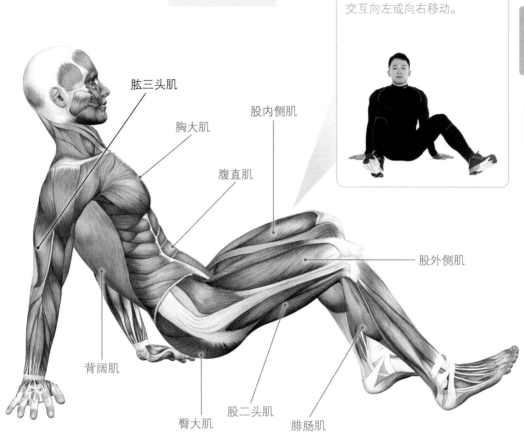

肱三头肌

胸大肌

股内侧肌

腹直肌

股外侧肌

背阔肌

臀大肌

股二头肌

腓肠肌

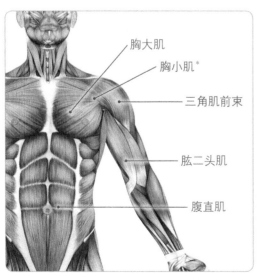

胸大肌

胸小肌*

三角肌前束

肱二头肌

腹直肌

◆　解析关键

黑色字体为主要锻炼的
肌肉
灰色字体为次要锻炼的
肌肉

☀　小提示

运动过程中要始终注意四肢的协
调性。

# 鳄鱼爬行－纵向

① 身体呈俯卧撑姿势，双臂伸直，双手支撑于地面，双手在肩部的下方，双腿微屈，面部朝下。

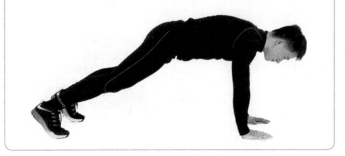

② 左腿屈髋屈膝至最大限度，同时右手向前移动。

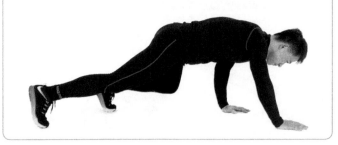

锻炼目标
- 全身

锻炼器械
- 徒手

级别
- 中级

呼吸提示
- 全程均匀呼吸

注意 ⚠
- 若髋部存在不适，则不建议进行此项训练

- 避免
  身体过分前倾
  腕关节压力过大

- 正确做法
  背部保持挺直
  核心收紧

③ 右腿屈髋屈膝至最大限度，同时左手向前移动，动作完成。重复动作，完成规定次数。

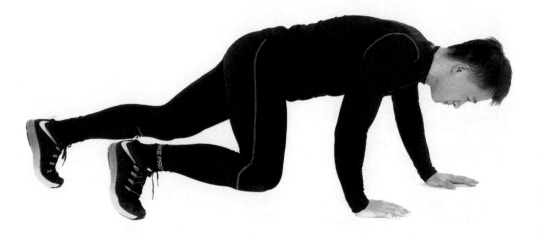

◆ **解析关键**

黑色字体为主要锻炼的肌肉
灰色字体为次要锻炼的肌肉

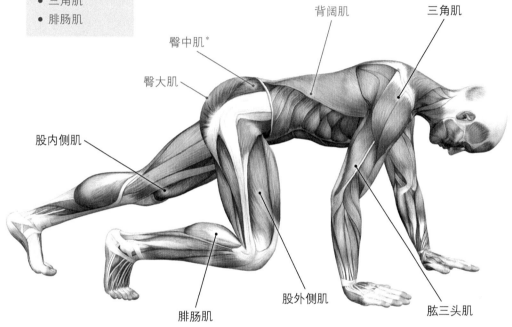

背阔肌
三角肌
臀中肌\*
臀大肌
股内侧肌
腓肠肌
股外侧肌
肱三头肌

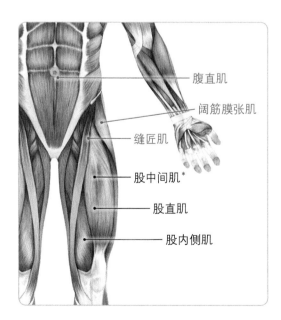

腹直肌
阔筋膜张肌
缝匠肌
股中间肌\*
股直肌
股内侧肌

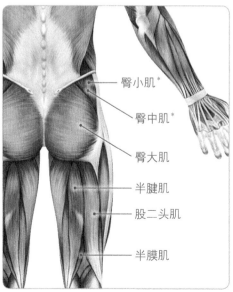

臀小肌\*
臀中肌\*
臀大肌
半腱肌
股二头肌
半膜肌

03

CHAPTER THREE

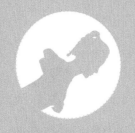

# 第3章
# 肩部练习

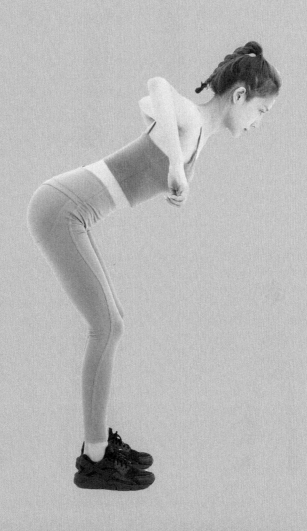

# YTW 划船

❶ 呈直立姿势，双脚间距与肩同宽，背部挺直。

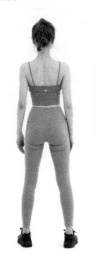

• **避免**
肩部上耸
背部弯曲

❷ 核心收紧，屈髋屈膝，上身前倾，双臂向上伸展，与上身呈"Y"字形。

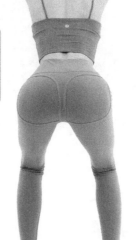

| 锻炼目标 |
| --- |
| • 肩部 |

| 锻炼器械 |
| --- |
| • 徒手 |

| 级别 |
| --- |
| • 初级 |

| 呼吸提示  |
| --- |
| • 发力时呼气，还原时吸气 |

| 注意 ⚠ |
| --- |
| • 若肩部存在不适，则不建议进行此项训练 |

• **正确做法**
上身全程保持挺直
头部保持中立位

❸ 保持躯干姿势不变，背部挺直，双臂向身体两侧伸展，呈侧平举姿势，掌心向下，双臂与上身呈"T"字形。

❹ 双臂屈肘向下，与上身呈"W"字形，保持背部挺直。

❺ 恢复直立姿势。重复动作，完成规定次数。

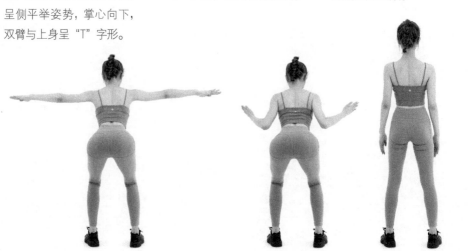

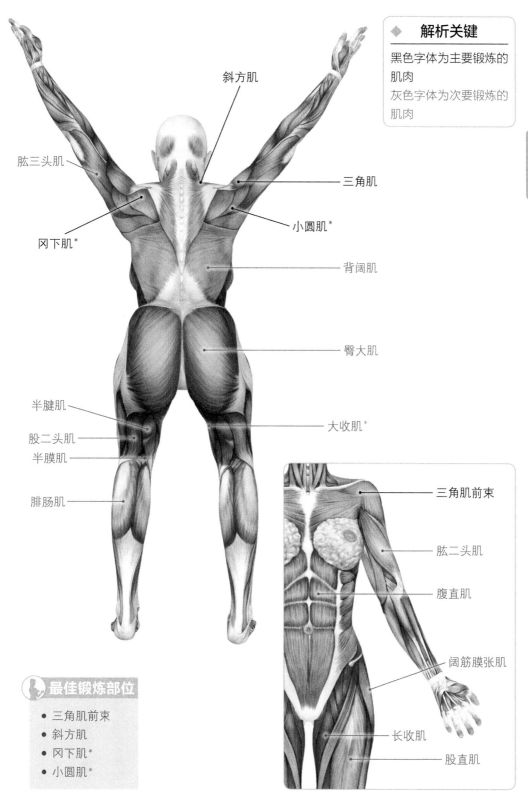

斜方肌

解析关键

黑色字体为主要锻炼的肌肉

灰色字体为次要锻炼的肌肉

肱三头肌

三角肌

冈下肌*

小圆肌*

背阔肌

臀大肌

半腱肌

大收肌*

股二头肌

半膜肌

腓肠肌

三角肌前束

肱二头肌

腹直肌

阔筋膜张肌

长收肌

股直肌

最佳锻炼部位

● 三角肌前束
● 斜方肌
● 冈下肌*
● 小圆肌*

37

# 肩部画圈

❶ 身体呈直立姿势，双脚开立与肩同宽。双手落于身体两侧。

❷ 缓慢向上转动肩部，保持双臂伸直下垂。

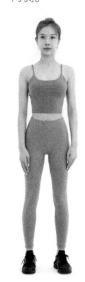
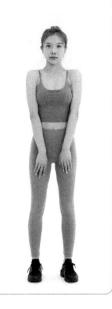
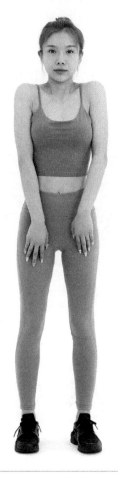

- 避免

  双脚移动位置

- 正确做法

  顺畅地转动肩部

❸ 向前、向下转动肩部。

锻炼目标
- 肩部

锻炼器械
- 徒手

级别
- 初级

呼吸提示
- 全程保持均匀呼吸

注意 ⚠
- 若肩部存在不适，则不建议进行此项训练

❹ 向后转动肩部，继续运动。

❺ 肩部回到起始姿势。重复动作，完成规定次数。

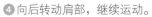
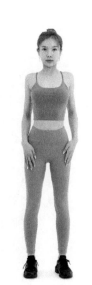
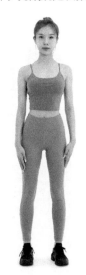

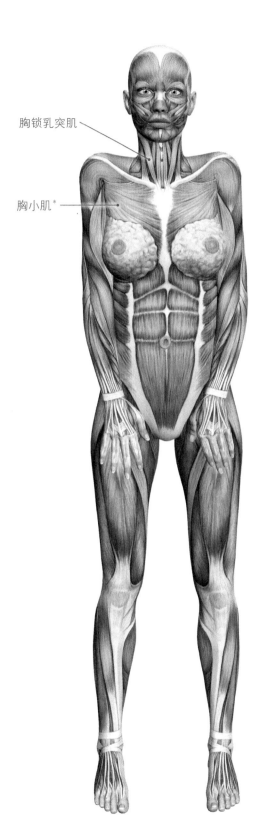

胸锁乳突肌

胸小肌*

◆　**解析关键**

黑色字体为主要锻炼的
肌肉

灰色字体为次要锻炼的
肌肉

**最佳锻炼部位**

- 斜方肌
- 肩胛提肌*

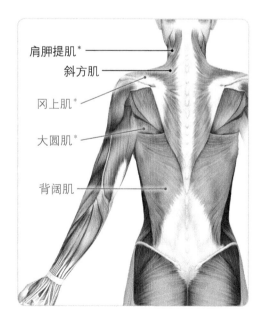

肩胛提肌*

斜方肌

冈上肌*

大圆肌*

背阔肌

# 直拳击打

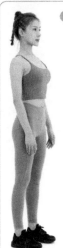 ❶ 身体呈直立姿势，双脚开立，与肩同宽，双臂落于身体两侧。

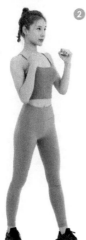 ❷ 左脚向前迈步，重心前移，双手握拳，屈肘于肩部前方。

**锻炼目标**
- 肩部
- 背部

**锻炼器械**
- 徒手

**级别**
- 初级

**呼吸提示**
- 全程均匀呼吸

**注意** ⚠
- 若肩部存在不适，则不建议进行此项训练

---

- **避免**

躯干僵硬
手臂高于或低于肩部

- **正确做法**

保持背部挺直
手臂与肩部同高
核心收紧

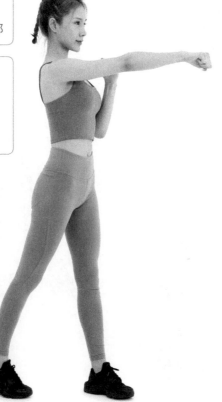

❸ 右脚蹬地，右臂直线向前出拳，掌心向下。

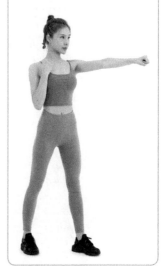 ❹ 右臂屈肘收回，同时左臂直线向前出拳。双臂交替进行，完成规定次数。

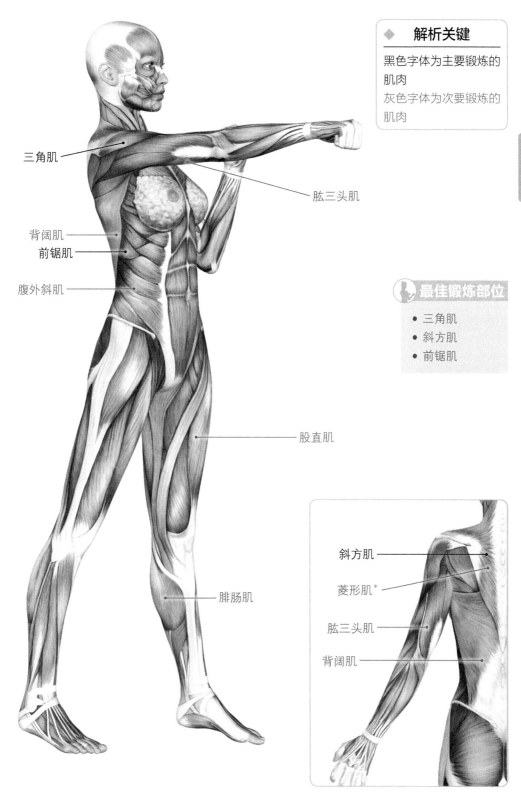

三角肌

肱三头肌

背阔肌

前锯肌

腹外斜肌

股直肌

腓肠肌

**◆　解析关键**

黑色字体为主要锻炼的
肌肉

灰色字体为次要锻炼的
肌肉

**最佳锻炼部位**

- 三角肌
- 斜方肌
- 前锯肌

斜方肌

菱形肌*

肱三头肌

背阔肌

# 俯卧交替出拳

❶ 俯卧在瑜伽垫上，腿部及胸部抬离地面，保持身体稳定。双手握拳，左臂率先向前出拳。

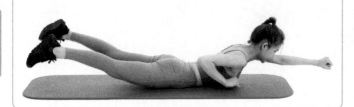

**锻炼目标**
- 肩部

**锻炼器械**
- 徒手

**级别**
- 中级

**呼吸提示**
- 全程保持均匀呼吸

**注意** ⚠
- 若肩部存在不适，则不建议进行此项训练

- **避免**
用胸部支撑身体
膝盖接触地面

- **正确做法**
核心收紧，躯干保持中立位
背部肌肉发力，呈背弓姿势

❷ 保持身体姿势不变，左臂收回，右臂向前出拳。重复动作，完成规定次数。

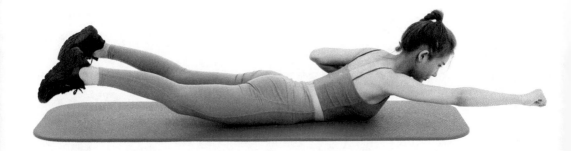

**最佳锻炼部位**

- 三角肌
- 背阔肌
- 臀大肌
- 股直肌
- 斜方肌

◆ **解析关键**

黑色字体为主要锻炼的肌肉

灰色字体为次要锻炼的肌肉

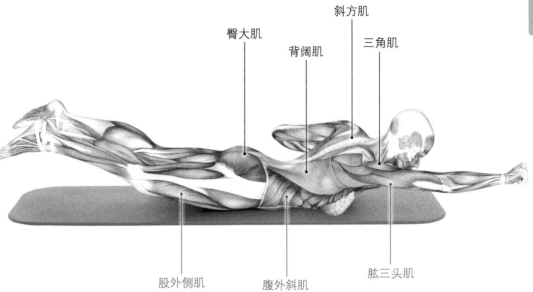

斜方肌

臀大肌

背阔肌

三角肌

股外侧肌

腹外斜肌

肱三头肌

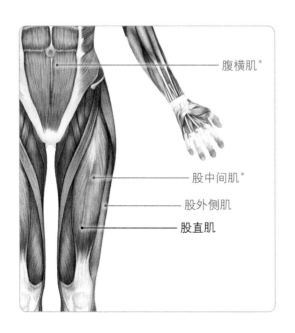

腹横肌*

股中间肌*

股外侧肌

股直肌

☀ **小提示**

双臂水平向前出拳，并伸到最远。

# 侧平举

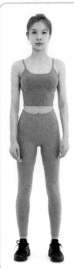

❶ 身体呈直立姿势，双脚距离与肩同宽，双臂自然垂落于身体两侧。

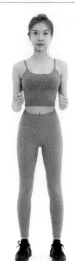

❷ 挺胸收腹，腰背挺直，双手握拳，肘关节弯曲约90度。

- 避免

动作过于匆忙
双臂抬升高度超过肩膀
双脚位置发生改变

- 正确做法

身体挺直，肘关节弯曲约90度

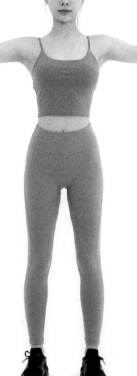

❸ 保持肘关节夹角不变，双臂向身体两侧打开，直至与肩部同高，且尽可能平行于地面。

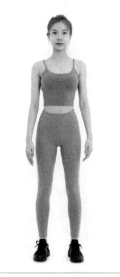

❹ 缓慢恢复准备姿势。重复动作，完成规定次数。

锻炼目标

- 肩部

锻炼器械

- 徒手

级别

- 初级

呼吸提示 ◑

- 双臂外展时呼气，内收时吸气

注意 ⚠

- 若肩部存在不适，则不建议进行此项训练

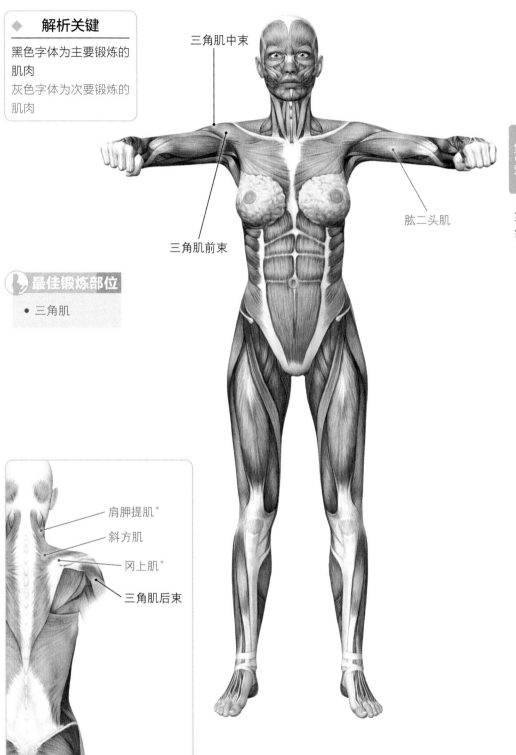

## ◆ 解析关键

黑色字体为主要锻炼的
肌肉
灰色字体为次要锻炼的
肌肉

### 最佳锻炼部位

• 三角肌

三角肌中束

肱二头肌

三角肌前束

肩胛提肌*

斜方肌

冈上肌*

三角肌后束

# 俯身侧平举

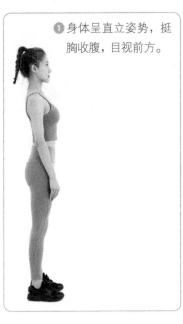

❶ 身体呈直立姿势，挺胸收腹，目视前方。

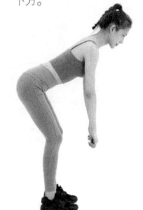

❷ 屈髋屈膝，保持背部挺直，上身前俯，双臂伸直尽可能与地面垂直，双手位于肩部下方。

- 避免

  背部弯曲

  肩部上耸

  动作速度过快

- 正确做法

  保持背部挺直

  肩胛骨紧收

锻炼目标

- 肩部
- 手臂
- 背部

锻炼器械

- 徒手

级别

- 初级

呼吸提示 ◑

- 肘关节屈曲时呼气，肘关节伸展时吸气

注意 ⚠

- 若肩部存在不适，则不建议进行此项训练

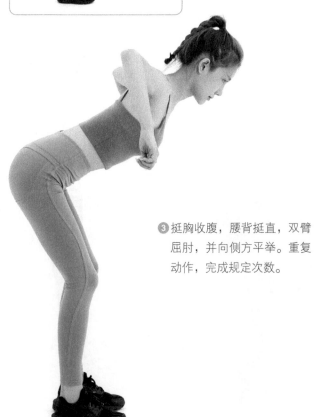

❸ 挺胸收腹，腰背挺直，双臂屈肘，并向侧方平举。重复动作，完成规定次数。

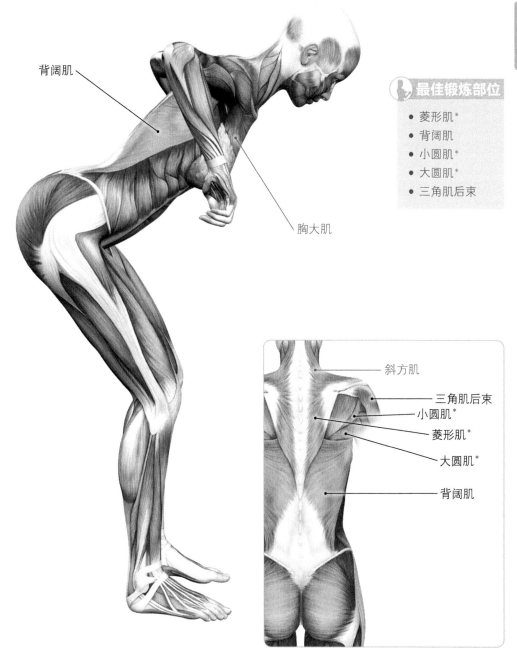

背阔肌

胸大肌

**最佳锻炼部位**

- 菱形肌*
- 背阔肌
- 小圆肌*
- 大圆肌*
- 三角肌后束

斜方肌

三角肌后束

小圆肌*

菱形肌*

大圆肌*

背阔肌

# 交替前平举

① 身体呈直立姿势，挺胸收腹，目视前方，双臂自然垂落于身体两侧。

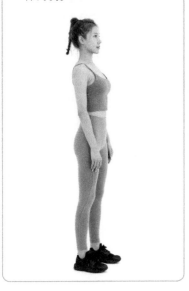

● 避免

肘关节弯曲

肩部上耸

上举速度过快

● 正确做法

双肩保持放松

手臂保持伸直

核心收紧

② 保持身体挺直，左臂伸直，并向上前平举，抬至与肩部齐平。

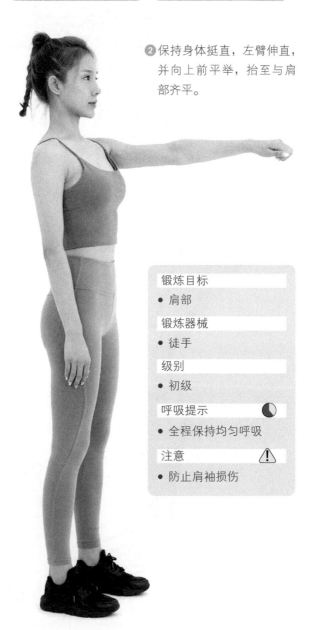

③ 左臂收回，右臂伸直，并向上前平举，抬至与肩部齐平，双臂交替进行。重复动作，完成规定次数。

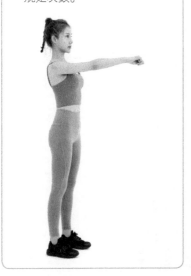

锻炼目标

● 肩部

锻炼器械

● 徒手

级别

● 初级

呼吸提示

● 全程保持均匀呼吸

注意 ⚠

● 防止肩袖损伤

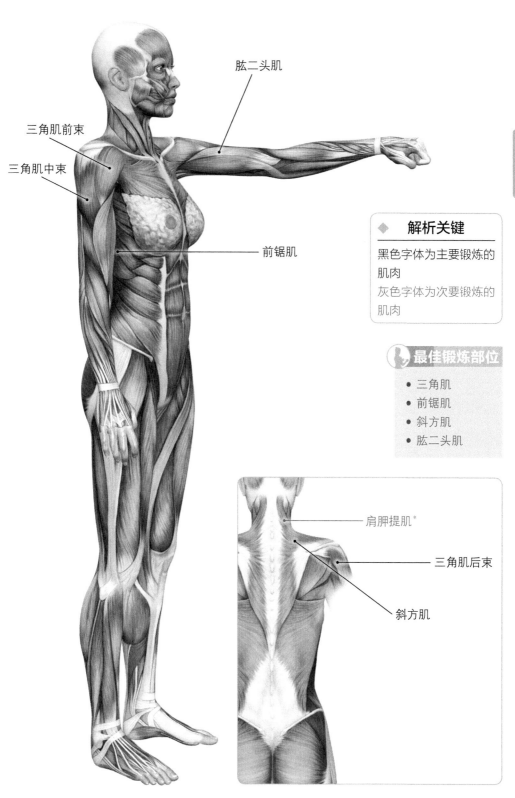

肱二头肌

三角肌前束

三角肌中束

前锯肌

### ◆ 解析关键

黑色字体为主要锻炼的肌肉

灰色字体为次要锻炼的肌肉

### 最佳锻炼部位

- 三角肌
- 前锯肌
- 斜方肌
- 肱二头肌

肩胛提肌*

三角肌后束

斜方肌

# 徒手古巴推举

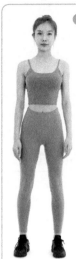

① 身体呈直立姿势，双脚开立，与肩同宽，双臂自然落于身体两侧。

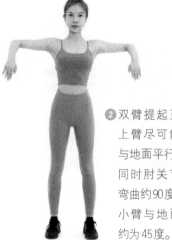

② 双臂提起至上臂尽可能与地面平行，同时肘关节弯曲约90度，小臂与地面约为45度。

| 锻炼目标 |
| --- |
| ● 肩部 |

| 锻炼器械 |
| --- |
| ● 徒手 |

| 级别 |
| --- |
| ● 初级 |

**呼吸提示**

● 手臂上伸过程中呼气，下放过程中吸气

**注意** ⚠️

● 防止肩袖损伤

③ 以上臂为轴，小臂向上旋转至尽可能与地面垂直。

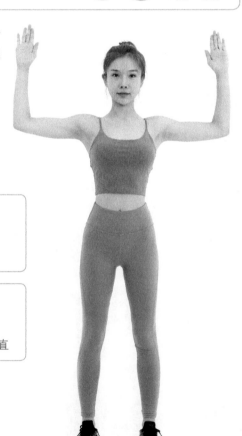

④ 双臂向上推起至完全伸直，掌心向前。恢复起始姿势。重复动作，完成规定次数。

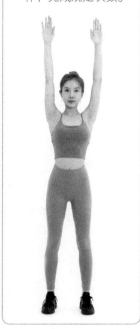

● **避免**

双肩上耸
肘关节高于肩部

● **正确做法**

肩部保持放松
核心收紧，背部挺直

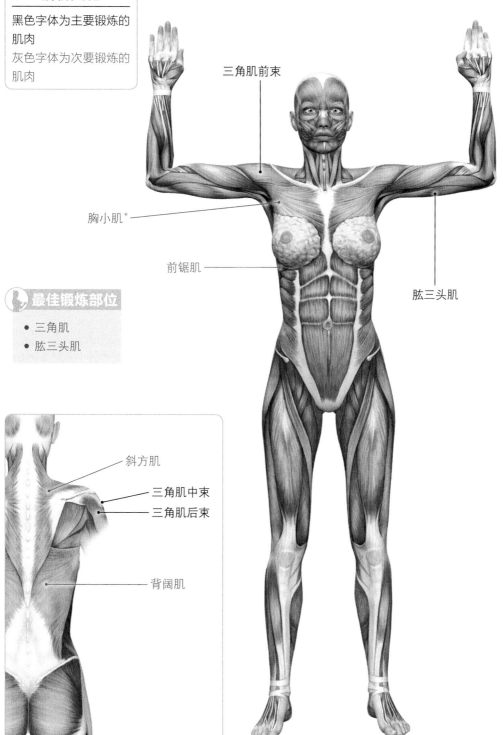

### ◆ 解析关键

黑色字体为主要锻炼的
肌肉
灰色字体为次要锻炼的
肌肉

三角肌前束

胸小肌*

前锯肌

肱三头肌

**最佳锻炼部位**

- 三角肌
- 肱三头肌

斜方肌

三角肌中束

三角肌后束

背阔肌

第3章　肩部练习

51

# 支撑抬臀

① 呈俯卧撑姿势，双臂伸直，双手位于肩部下方，身体尽可能呈一条直线。

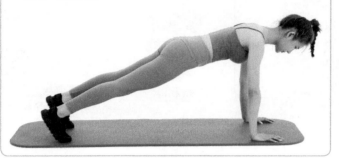

| 锻炼目标 |
| 手臂 |

**锻炼器械**
• 徒手

**级别**
• 中级

**呼吸提示**
• 臀部抬起时呼气，还原时吸气

**注意** ⚠
• 防止肩袖损伤

| • 避免 | • 正确做法 |
|---|---|
| 背部弯曲<br>肘关节锁死 | 双臂伸直<br>背部保持挺直 |

② 重心后移，臀部上抬，保持腰背挺直，双臂与躯干尽可能呈一条直线，稍作停顿，身体恢复到准备姿式。重复动作，完成规定次数。

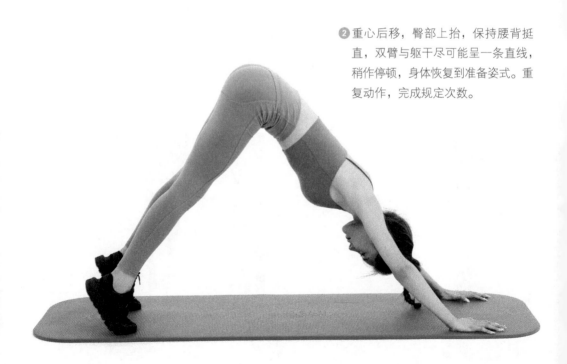

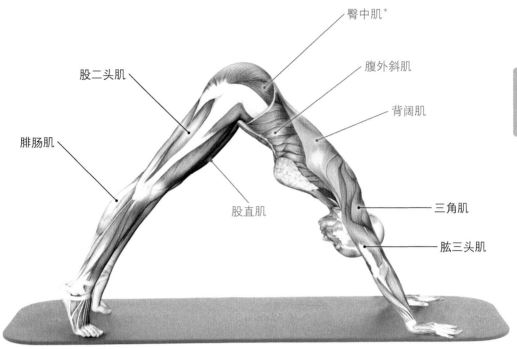

臀中肌*

股二头肌

腹外斜肌

背阔肌

腓肠肌

股直肌

三角肌

肱三头肌

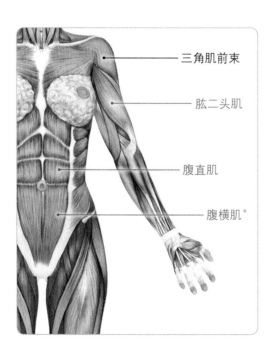

三角肌前束

肱二头肌

腹直肌

腹横肌*

### ◆ 解析关键

黑色字体为主要锻炼的肌肉

灰色字体为次要锻炼的肌肉

### 最佳锻炼部位

- 肱三头肌
- 三角肌
- 股二头肌
- 腓肠肌

# 肩外展运动

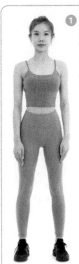

❶ 身体呈直立姿势，双脚开立，与肩同宽，双臂自然落于身体两侧。

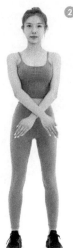

❷ 保持身体挺直，双臂交叉于腹部前方。

| 锻炼目标 | |
| --- | --- |
| • 肩部 | |
| 锻炼器械 | |
| • 徒手 | |
| 级别 | |
| • 初级 | |
| 呼吸提示 | ◑ |
| • 全程保持均匀呼吸 | |
| 注意 | ⚠ |
| • 防止肩袖损伤 | |

❸ 双臂伸直，并由下向上向身体两侧展开，掌心向前。

• 避免

肩部上耸
动作速度过快

• 正确做法

双臂在摆动的过程中，保持身体挺直

❹ 双臂继续向上画弧，在头部上方交叉。

❺ 缓慢恢复准备姿势。重复动作，完成规定次数。

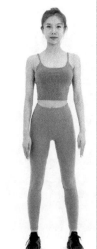

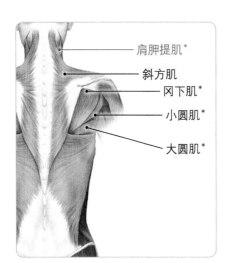

肩胛提肌*

斜方肌

冈下肌*

小圆肌*

大圆肌*

三角肌前束

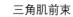

胸大肌

前锯肌

肱三头肌

### 🔷 解析关键

黑色字体为主要锻炼的
肌肉

灰色字体为次要锻炼的
肌肉

**最佳锻炼部位**

- 三角肌
- 斜方肌
- 大圆肌
- 冈下肌*
- 小圆肌

# 坐姿肩外旋

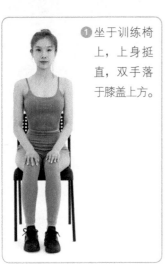

① 坐于训练椅上，上身挺直，双手落于膝盖上方。

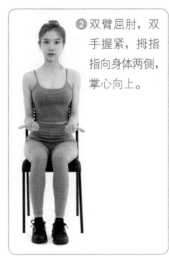

② 双臂屈肘，双手握紧，拇指指向身体两侧，掌心向上。

**锻炼目标**
- 肩部
- 手臂

**锻炼器械**
- 训练椅

**级别**
- 初级

**呼吸提示**
- 全程均匀呼吸

**注意**
- 防止背部损伤
- 防止肩部损伤

**• 避免**

肩部上耸
弯腰弓背

**• 正确做法**

感受肩部下沉
背部挺直，掌心
朝上

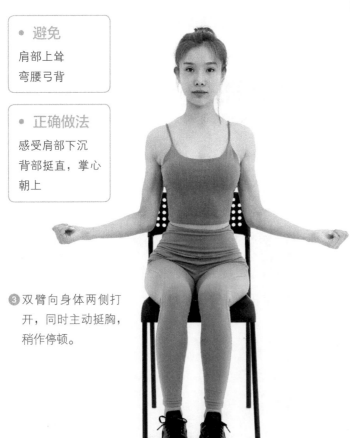

③ 双臂向身体两侧打开，同时主动挺胸，稍作停顿。

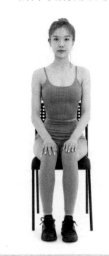

④ 恢复准备姿势。重复动作，完成规定次数。

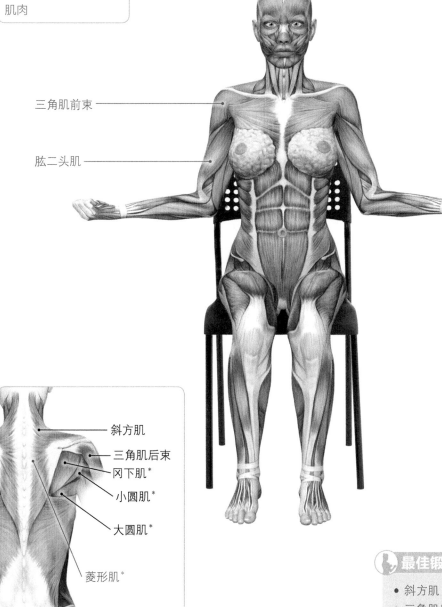

### ◆ 解析关键

黑色字体为主要锻炼的肌肉

灰色字体为次要锻炼的肌肉

三角肌前束

肱二头肌

斜方肌

三角肌后束

冈下肌*

小圆肌*

大圆肌*

菱形肌*

### 最佳锻炼部位

- 斜方肌
- 三角肌后束
- 小圆肌*
- 大圆肌*
- 冈下肌*

# 04

CHAPTER FOUR

# 第 4 章

# 手臂练习

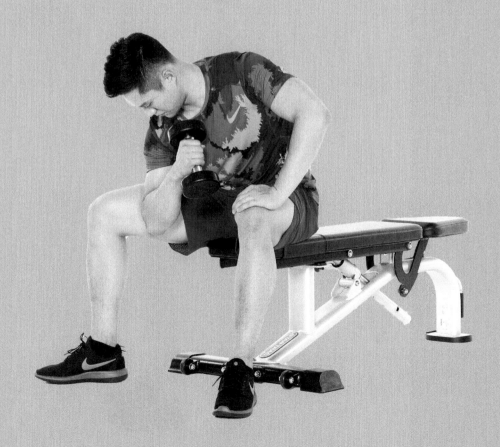

# 俯身臂屈伸

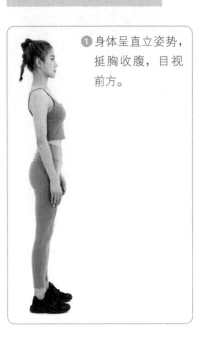

❶ 身体呈直立姿势，挺胸收腹，目视前方。

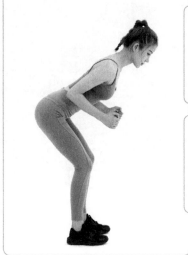

❷ 屈髋屈膝，上身前俯，同时肘关节弯曲，小臂上抬。

- 避免

肘关节外展
背部弯曲
头部前倾或后仰

- 正确做法

躯干始终保持挺直
肩胛骨紧收，上臂
紧贴于身体两侧

锻炼目标

- 手臂

锻炼器械

- 徒手

级别

- 初级

呼吸提示 ◑

- 肘关节伸展时呼气，肘关节屈曲时吸气

注意 ⚠

- 若出现肘关节不适，则不建议进行此项训练

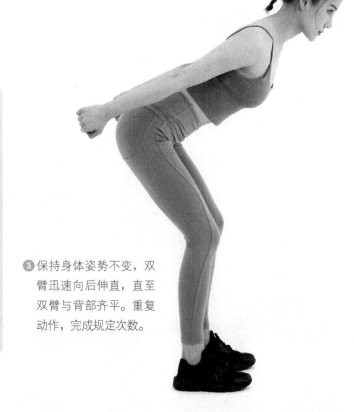

❸ 保持身体姿势不变，双臂迅速向后伸直，直至双臂与背部齐平。重复动作，完成规定次数。

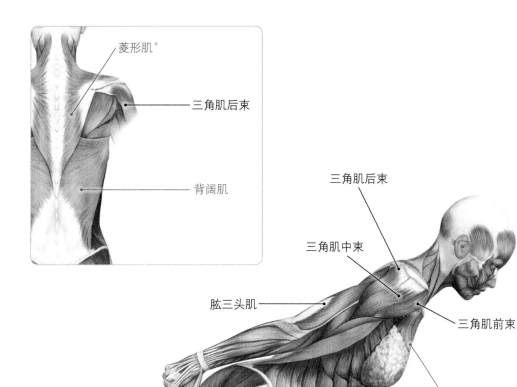

菱形肌*

三角肌后束

背阔肌

三角肌后束

三角肌中束

肱三头肌

三角肌前束

胸大肌

腹直肌

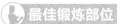

最佳锻炼部位

- 三角肌
- 肱三头肌

◆　解析关键

黑色字体为主要锻炼的
肌肉
灰色字体为次要锻炼的
肌肉

# 跪姿臂屈伸

**锻炼目标**
- 手臂

**锻炼器械**
- 徒手

**级别**
- 中级

**呼吸提示** ◑
- 全程保持均匀呼吸

**注意** ⚠
- 若存在肩部或肘关节不适，则不建议进行此项训练

---

**● 避免**

肘关节外展

弯腰弓背

肩部上耸

---

**● 正确做法**

核心收紧，腰背挺直

双臂和胸大肌同时发力

身体保持稳定

---

❶ 身体呈俯卧姿，俯卧在瑜伽垫上。头部及小腿离地，双臂屈肘，撑于地面。

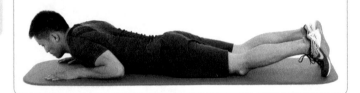

❷ 保持背部挺直，双臂发力撑起上半身至双臂完全伸直，上半身抬离地面。稍作停顿，恢复准备姿势。重复动作，完成规定次数。

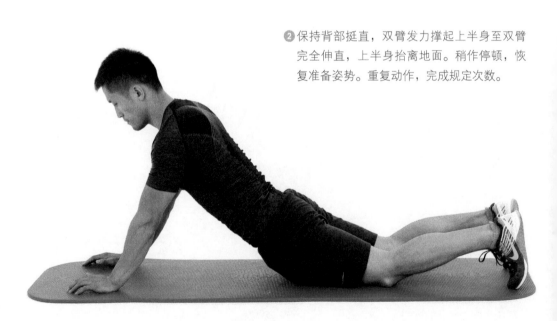

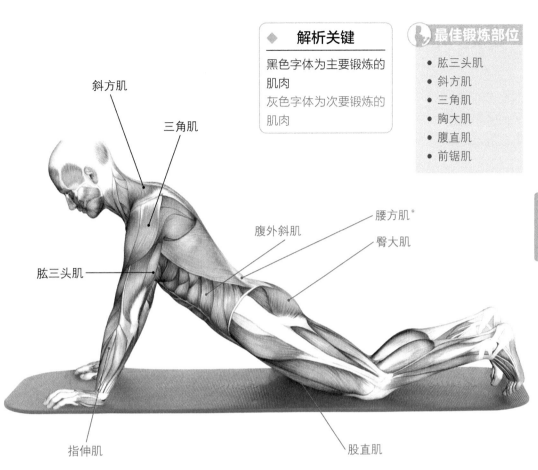

斜方肌

三角肌

第4章 手臂练习

**◆ 解析关键**

黑色字体为主要锻炼的
肌肉
灰色字体为次要锻炼的
肌肉

**最佳锻炼部位**

- 肱三头肌
- 斜方肌
- 三角肌
- 胸大肌
- 腹直肌
- 前锯肌

腹外斜肌

腰方肌*

臀大肌

肱三头肌

指伸肌

股直肌

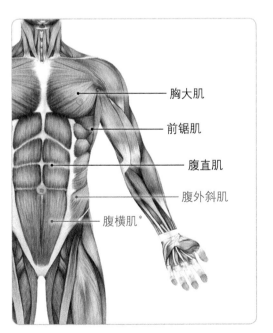

胸大肌

前锯肌

腹直肌

腹外斜肌

腹横肌*

**小提示**

运动过程中，保持颈部放松的状态。

# 臂屈伸

| 避免 | 正确做法 |
|------|----------|
| 双脚移动位置 | 脊柱保持中立的位置 |
| 双肩上耸 | 核心保持收紧 |
| | 背部保持挺直，肘关节发力 |

**锻炼目标**
- 手臂

**锻炼器械**
- 徒手

**级别**
- 中级

**呼吸提示**
- 双臂伸展时呼气，还原时吸气

**注意** ⚠
- 若出现肩部疼痛或腕关节不适，则不建议进行此项训练

❶ 双臂伸直支撑于地面，双脚支撑于地面，臀部离地，背部尽可能挺直，面部朝前。

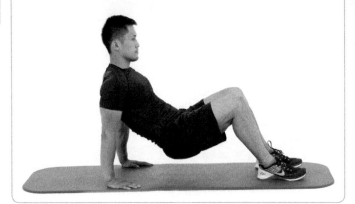

❷ 双臂屈肘，身体逐渐下降至最大限度，双臂缓慢撑起，回到起始姿势。重复动作，完成规定次数。

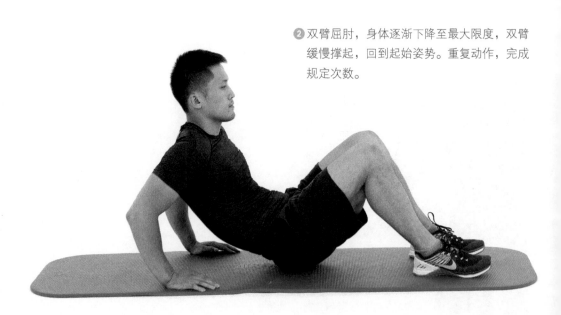

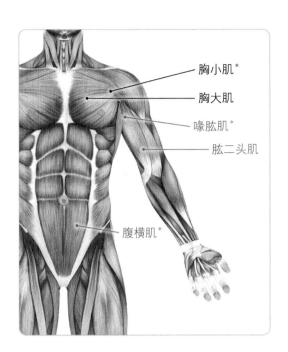

胸小肌*
胸大肌
喙肱肌*
肱二头肌
腹横肌*

◆ **解析关键**

黑色字体为主要锻炼的
肌肉
灰色字体为次要锻炼的
肌肉

**最佳锻炼部位**

- 肱三头肌
- 三角肌
- 胸大肌
- 胸小肌*

第4章

手臂练习

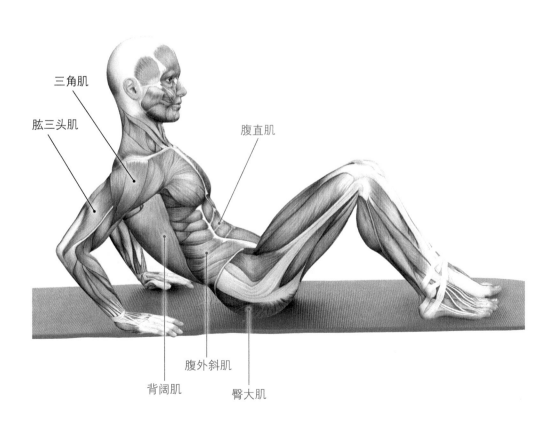

三角肌

肱三头肌

腹直肌

腹外斜肌

背阔肌

臀大肌

# 四足臂屈伸

❶ 身体呈俯身跪姿，双臂伸直，双手撑地，指尖向前；背部挺直且尽可能与地面平行，目视双手方向。

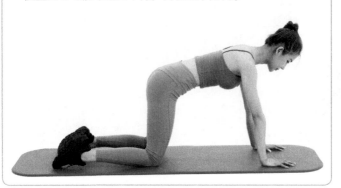

锻炼目标
- 肩部
- 手臂

锻炼器械
- 徒手

级别
- 初级

呼吸提示
- 全程均匀呼吸

注意 ⚠️
- 若出现肘关节不适，则不建议进行此项训练

- 避免

双手移动位置
背部弯曲

- 正确做法

保持核心收紧，背部挺直

❷ 保持核心收紧，双臂屈肘，小臂贴于地面，上身下俯。恢复准备姿势。重复动作，完成规定次数。

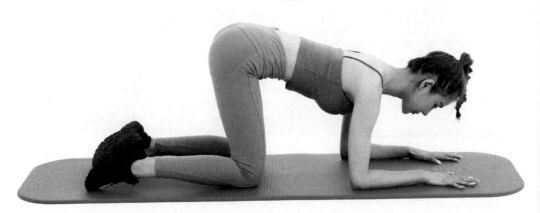

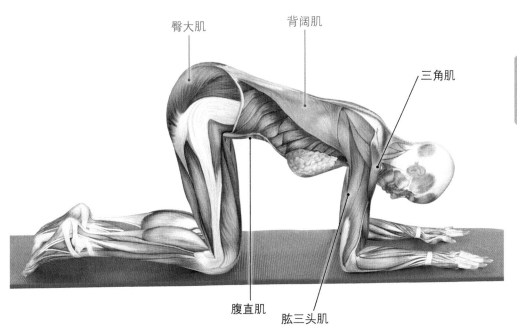

臀大肌

背阔肌

三角肌

腹直肌

肱三头肌

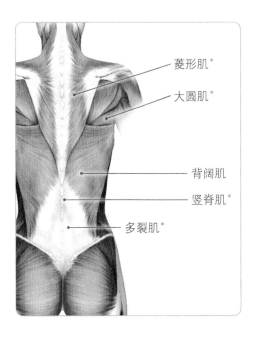

菱形肌*

大圆肌*

背阔肌

竖脊肌*

多裂肌*

◆ **解析关键**

黑色字体为主要锻炼的肌肉

灰色字体为次要锻炼的肌肉

# 跳箱 – 臂屈伸

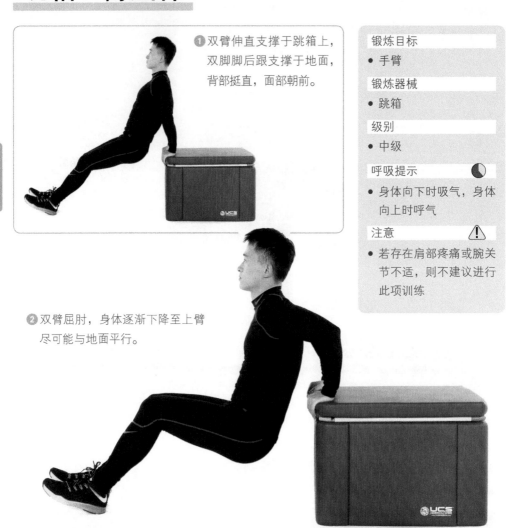

❶ 双臂伸直支撑于跳箱上，双脚脚后跟支撑于地面，背部挺直，面部朝前。

### 锻炼目标
- 手臂

### 锻炼器械
- 跳箱

### 级别
- 中级

### 呼吸提示
- 身体向下时吸气，身体向上时呼气

### 注意 ⚠
- 若存在肩部疼痛或腕关节不适，则不建议进行此项训练

❷ 双臂屈肘，身体逐渐下降至上臂尽可能与地面平行。

❸ 保持身体稳定，双臂缓慢向上推起，恢复准备姿势。重复动作，完成规定次数。

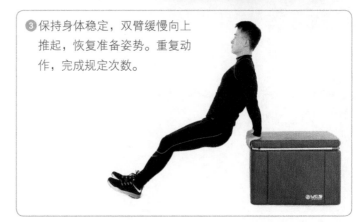

### • 避免
双脚移动位置
臀部拱起

### • 正确做法
感受肱三头肌发力
脊柱始终保持中立的位置

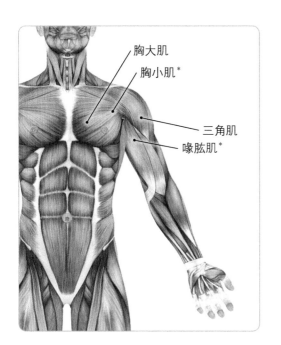

胸大肌
胸小肌*
三角肌
喙肱肌*

最佳锻炼部位

- 肱三头肌
- 三角肌
- 胸大肌
- 胸小肌*
- 喙肱肌*

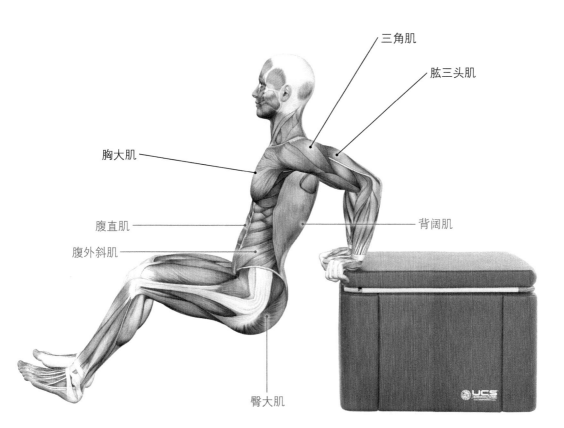

三角肌
肱三头肌
胸大肌
腹直肌
腹外斜肌
背阔肌
臀大肌

# 反式平板

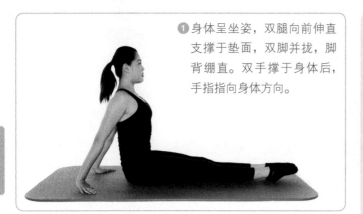

❶ 身体呈坐姿，双腿向前伸直支撑于垫面，双脚并拢，脚背绷直。双手撑于身体后，手指指向身体方向。

**锻炼目标**

- 双臂
- 大腿
- 核心
- 臀部

**锻炼器械**

- 徒手

**级别**

- 初级

**呼吸提示**

- 全程均匀呼吸

**注意** ⚠

- 肩部若存在不适则不建议进行此项训练

❷ 将髋部向上抬起，使踝、膝、髋、躯干与肩部尽可能呈一条直线。

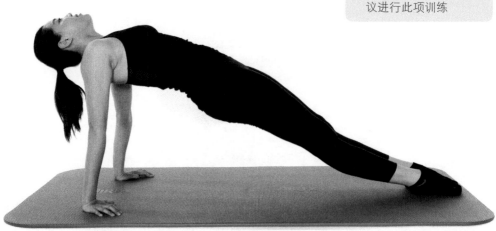

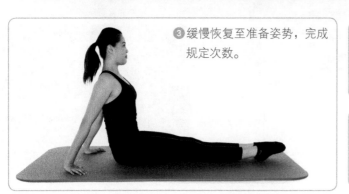

❸ 缓慢恢复至准备姿势，完成规定次数。

- **避免**

头部后仰
双臂肘部弯曲

- **正确做法**

支撑时保持肩部位于双手上方，脚背绷直

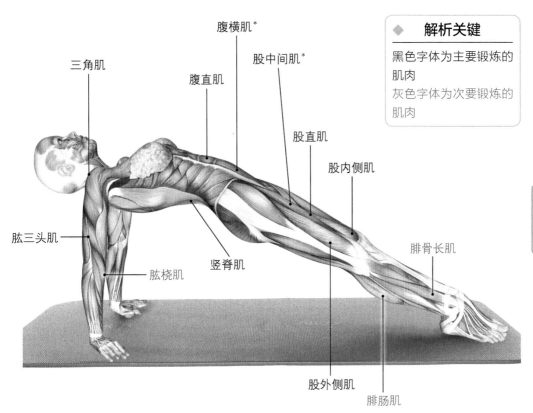

三角肌

腹横肌*

股中间肌*

腹直肌

股直肌

股内侧肌

肱三头肌

竖脊肌

腓骨长肌

肱桡肌

股外侧肌

腓肠肌

第4章

手臂练习

### ◆ 解析关键

黑色字体为主要锻炼的肌肉

灰色字体为次要锻炼的肌肉

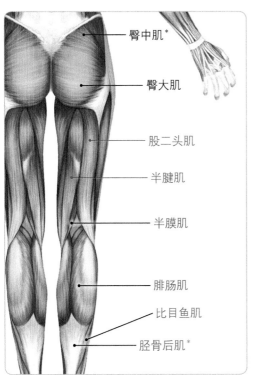

臀中肌*

臀大肌

股二头肌

半腱肌

半膜肌

腓肠肌

比目鱼肌

胫骨后肌*

### 🧍 最佳锻炼部位

- 三角肌
- 臀大肌
- 股外侧肌
- 股内侧肌
- 股直肌
- 股中间肌*
- 腹横肌*
- 腹直肌
- 肱三头肌
- 臀中肌*
- 竖脊肌*

# 钻石俯卧撑

① 身体呈四点支撑的俯卧撑姿势，双手和脚尖着地。双臂伸直，双手手掌靠近，身体尽可能呈一条直线。

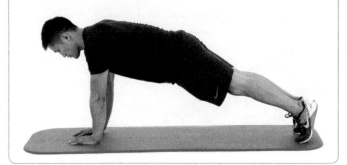

- **避免**

  背部弓起

  肘关节伸直时锁死

- **正确做法**

  肩部、颈部放松

  背部保持挺直

**锻炼目标**
- 背部
- 手臂

**锻炼器械**
- 徒手

**级别**
- 高级

**呼吸提示**
- 身体下降时吸气，上升时呼气

**注意** ⚠️
- 若存在肩部或腕关节不适，则不建议进行此项训练

② 保持核心收紧，屈肘，身体下落至肘关节尽可能与肩部齐平，快速推起身体，恢复准备姿势。重复动作，完成规定次数。

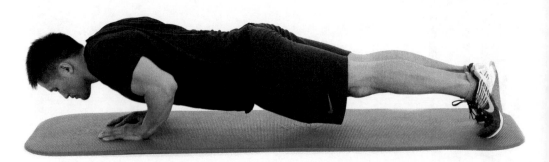

## 小提示

运动过程中，肘关节不要过度向身体两侧展开。

### 解析关键

黑色字体为主要锻炼的肌肉

灰色字体为次要锻炼的肌肉

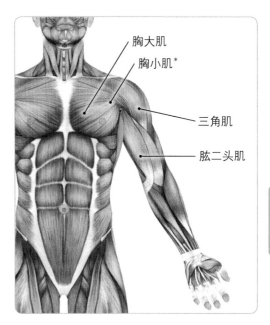

胸大肌
胸小肌*
三角肌
肱二头肌

### 最佳锻炼部位

- 三角肌
- 肱三头肌
- 胸小肌*
- 肱二头肌
- 胸大肌

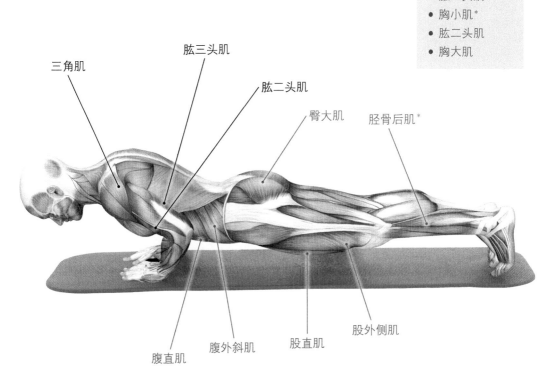

三角肌

肱三头肌

肱二头肌

臀大肌

胫骨后肌*

腹直肌

腹外斜肌

股直肌

股外侧肌

# 双臂基本弯举

① 坐在训练椅上，双手握哑铃，双臂自然下垂在身体两侧，掌心向前。

② 保持背部挺直，双臂同时向上弯举。

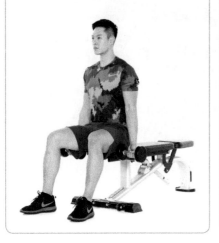

- 避免

  背部弯曲
  动作速度过快

- 正确做法

  运动过程中，保持背部挺直

③ 双臂弯举至哑铃高于肩部位置，恢复准备姿势。重复动作，完成规定次数。

锻炼目标

- 手臂

锻炼器械

- 哑铃、训练椅

级别

- 初级

呼吸提示

- 弯举时呼气，下放时吸气

注意 ⚠

- 若存在肘关节不适，则不建议进行此项训练

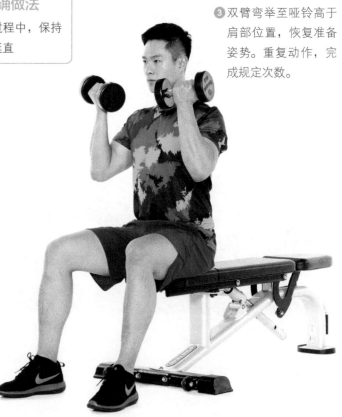

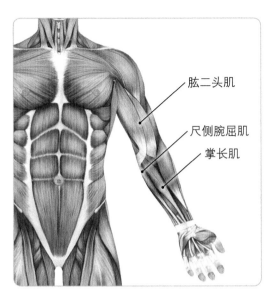

肱二头肌

尺侧腕屈肌

掌长肌

◆ **解析关键**

黑色字体为主要锻炼的
肌肉
灰色字体为次要锻炼的
肌肉

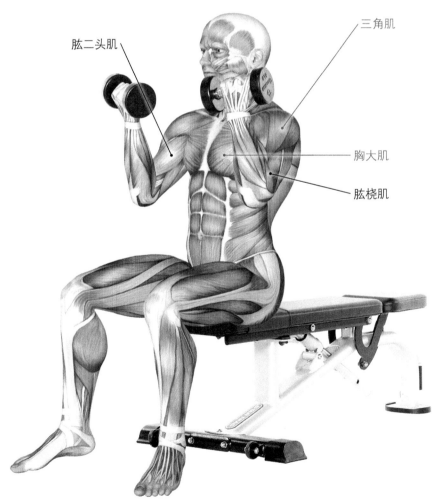

肱二头肌

三角肌

胸大肌

肱桡肌

# 单臂锤式弯举

① 坐在训练椅上，单手握哑铃，掌心偏向对侧腿方向，肘关节依靠在大腿内侧以固定位置。

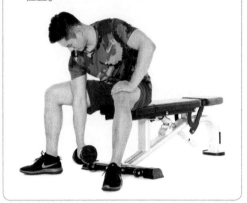

② 屈肘，小臂向上弯举。

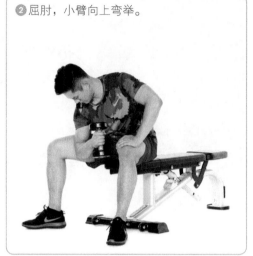

**锻炼目标**
- 手臂

**锻炼器械**
- 哑铃、训练椅

**级别**
- 初级

**呼吸提示**
- 弯举时呼气，下放时吸气

**注意**  ⚠
- 若存在肘关节或腕关节不适，则不建议进行此项训练

**● 避免**

手臂借力

双脚移动位置

③ 肘关节弯曲至极限，感受手臂肌肉的收缩。重复动作，完成规定次数。

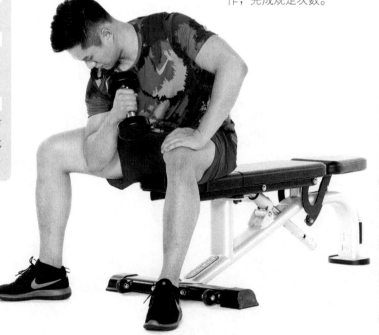

**● 正确做法**

保持上臂不动

手臂主动发力

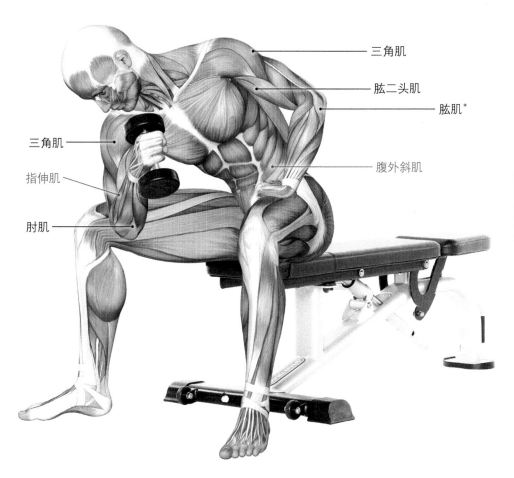

三角肌

肱二头肌

肱肌*

三角肌

指伸肌

腹外斜肌

肘肌

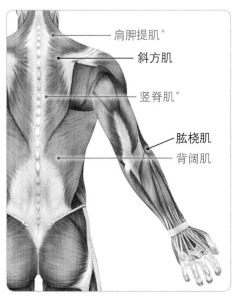

肩胛提肌*

斜方肌

竖脊肌*

肱桡肌

背阔肌

◆ **解析关键**

黑色字体为主要锻炼的
肌肉
灰色字体为次要锻炼的
肌肉

**最佳锻炼部位**

- 肱二头肌
- 三角肌
- 斜方肌
- 肱肌
- 肘肌
- 肱桡肌

05

CHAPTER FIVE

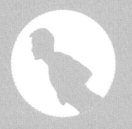

# 第5章
# 背部练习

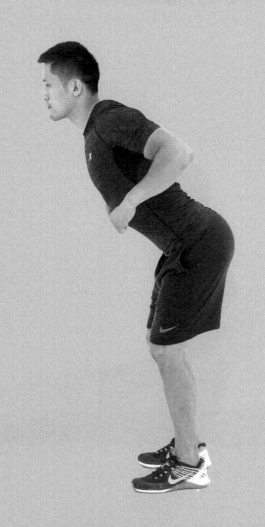

# 坐姿夹背

① 坐在瑜伽垫上，双腿伸直，脚尖向上，上身挺直，双手握拳，落于腿部上方。

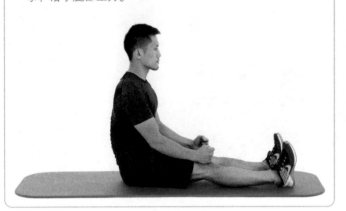

锻炼目标
- 背部

锻炼器械
- 徒手

级别
- 初级

呼吸提示
- 全程均匀呼吸

注意 ⚠
- 若存在肩部或背部不适，则不建议进行此项训练

- 避免

双腿膝关节弯曲
上半身前俯
弯腰弓背

- 正确做法

保持双腿伸直
核心收紧，背部挺直

② 上身保持挺直，双臂屈肘后拉。重复动作，完成规定次数。

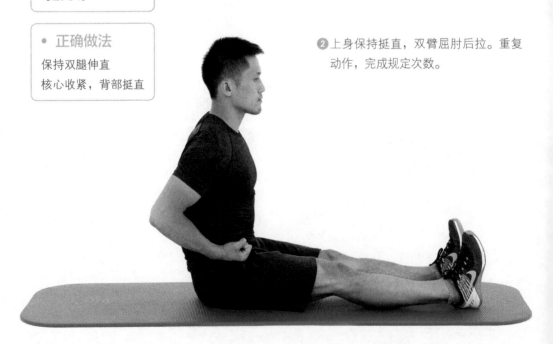

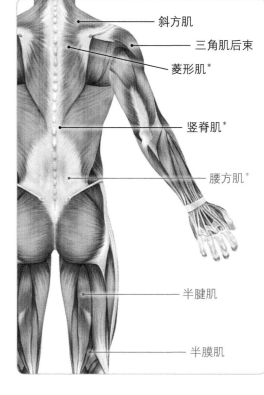

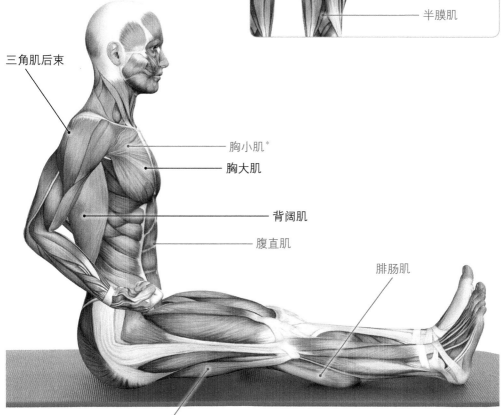

### ◆ 解析关键

黑色字体为主要锻炼的
肌肉

灰色字体为次要锻炼的
肌肉

斜方肌

三角肌后束

菱形肌*

竖脊肌*

腰方肌*

半腱肌

半膜肌

三角肌后束

胸小肌*

胸大肌

背阔肌

腹直肌

腓肠肌

股二头肌

# 俯身划船

① 身体呈直立姿势，挺胸收腹，目视前方。

② 屈髋屈膝，上身前俯，保持背部挺直。双臂伸直，双手握拳，位于肩部下方。

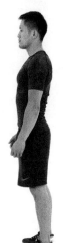

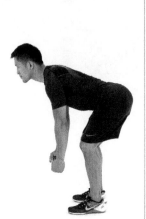

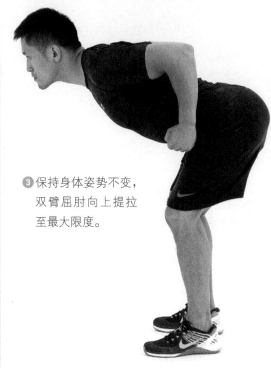

③ 保持身体姿势不变，双臂屈肘向上提拉至最大限度。

④ 双臂伸直，缓慢下放。

⑤ 挺髋伸膝，恢复直立姿势。重复动作，完成规定次数。

- **避免**
  肘关节向身体两侧打开
  肩部上耸

- **正确做法**
  背部保持挺直
  向上提拉时肩胛骨收紧，上臂紧贴体侧

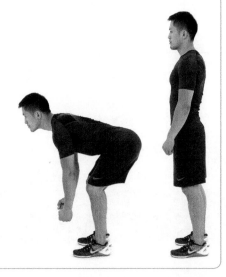

锻炼目标
- 手臂
- 肩部
- 背部

锻炼器械
- 徒手

级别
- 初级

呼吸提示
- 肘关节屈曲时呼气，肘关节伸展时吸气

注意 ⚠
- 若存在肩部或肘关节不适，则不建议进行此项训练

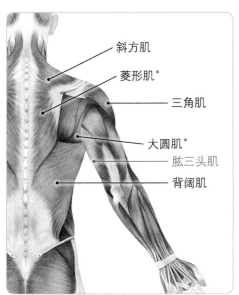

斜方肌

菱形肌*

三角肌

大圆肌*

肱三头肌

背阔肌

🧠 **最佳锻炼部位**

- 背阔肌
- 斜方肌
- 菱形肌*
- 三角肌
- 大圆肌*

◆ **解析关键**

黑色字体为主要锻炼的
肌肉

灰色字体为次要锻炼的
肌肉

第5章 背部练习

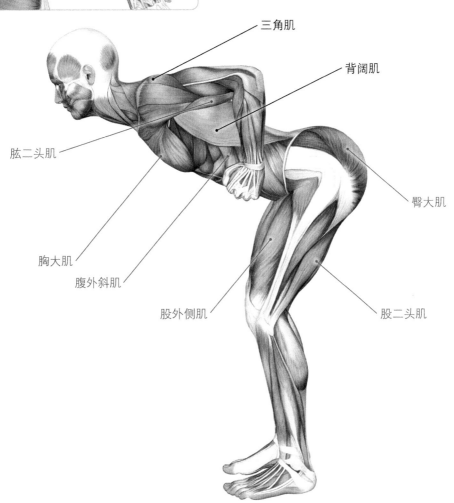

三角肌

背阔肌

肱二头肌

臀大肌

胸大肌

腹外斜肌

股外侧肌

股二头肌

# 俯身YW伸展

① 身体呈直立姿势，双脚间距与肩同宽，背部挺直。

② 屈髋屈膝，背部挺直，上身下俯。

- **避免**

  背部弓起

  双肩过于紧张

- **正确做法**

  背部全程保持挺直

  头部保持中立位

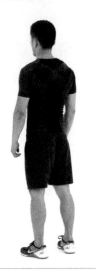

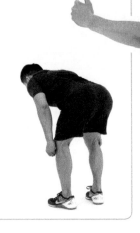

③ 双臂伸直，双手握紧，拇指向上，双臂与上半身呈"Y"字形。

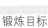

**锻炼目标**

- 背部

**锻炼器械**

- 徒手

**级别**

- 初级

**呼吸提示**

- 发力时呼气，还原时吸气

**注意**

- 若存在肩部或背部不适，则不建议进行此项训练

④ 保持躯干稳定，双臂屈肘向下，与上半身呈"W"字形。

⑤ 恢复直立姿势。重复动作，完成规定次数。

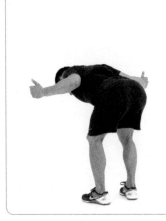

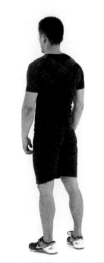

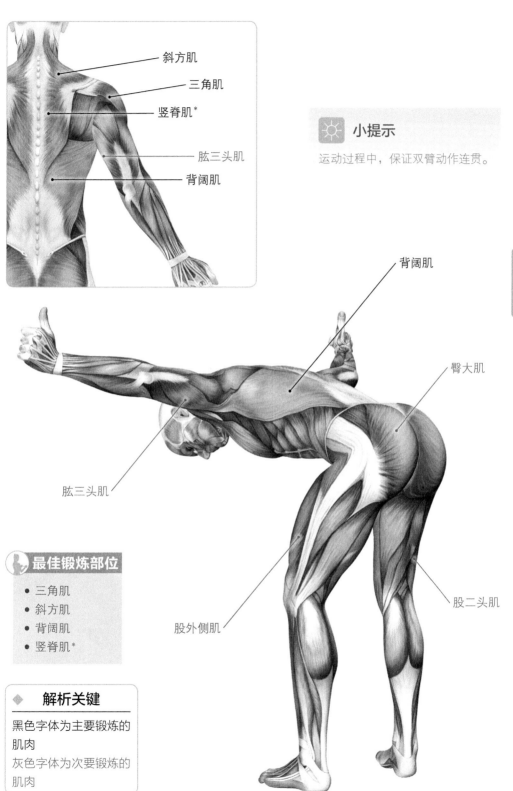

斜方肌

三角肌

竖脊肌*

肱三头肌

背阔肌

第5章 背部练习

### 小提示

运动过程中，保证双臂动作连贯。

背阔肌

臀大肌

肱三头肌

股二头肌

股外侧肌

### 最佳锻炼部位

- 三角肌
- 斜方肌
- 背阔肌
- 竖脊肌*

### ◆ 解析关键

黑色字体为主要锻炼的肌肉

灰色字体为次要锻炼的肌肉

# 俯卧挺身

锻炼目标

- 腰部
- 背部

锻炼器械

- 徒手

级别

- 初级

呼吸提示

- 全程保持均匀呼吸

注意 ⚠️

- 若存在背部或腹部不适，
  则不建议进行此项训练

---

- **避免**

肩部上耸

下降时身体完全放松

双脚脚尖离地

---

- **正确做法**

感受竖脊肌的收缩、发力

双手始终贴近双耳，且与身体
同步移动

---

 呈俯卧姿势，背部保持平直，双手扶于耳侧。

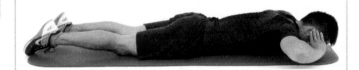

 保持双腿不动，上身向上挺起至最高点，稍作
停顿。重复动作，完成规定次数。

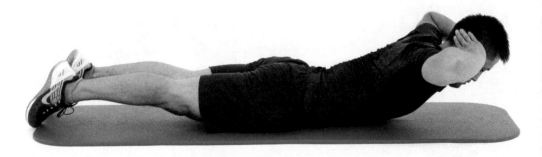

**最佳锻炼部位**

- 竖脊肌*
- 背阔肌

◆ **解析关键**

黑色字体为主要锻炼的肌肉

灰色字体为次要锻炼的肌肉

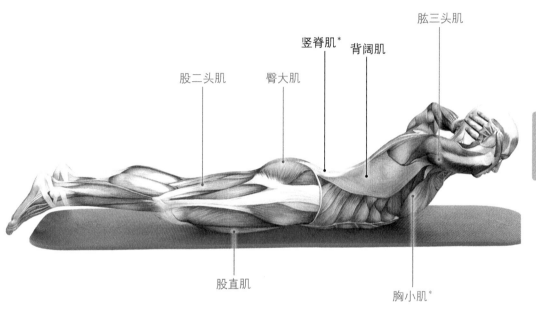

肱三头肌

竖脊肌*　背阔肌

股二头肌　　臀大肌

股直肌

胸小肌*

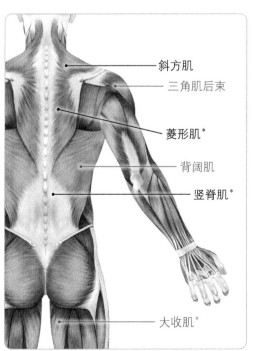

斜方肌

三角肌后束

菱形肌*

背阔肌

竖脊肌*

大收肌*

☀ **小提示**

运动过程中，身体始终保持紧张状态。

# 上身抬起

① 俯卧在瑜伽垫上，双臂放于身体两侧，手掌贴地，双腿分开，与髋同宽。

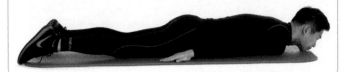

- 避免

  头部过度后仰

- 正确做法

  脚尖始终贴于地面

  肩部保持放松

② 肩胛骨向内靠拢，后背发力，使上身抬离地面。

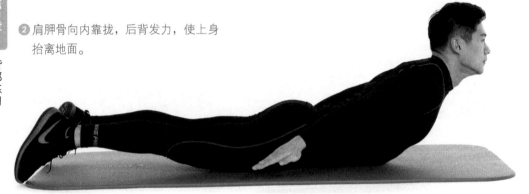

锻炼目标

- 背部
- 核心

锻炼器械

- 徒手

级别

- 初级

呼吸提示

- 全程均匀呼吸

注意 ⚠️

- 防止背部损伤

③ 缓慢恢复至准备姿势。重复动作，完成规定次数。

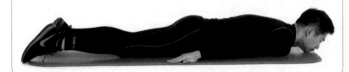

## 最佳锻炼部位

- 背阔肌
- 竖脊肌*
- 斜方肌
- 菱形肌*

## 变式练习

身体呈俯卧姿，右臂向前伸展，左臂屈肘，双腿分开，与髋同宽，右侧肩胛骨向内靠拢，后背发力，将上身和右臂抬离地面，同时抬起左腿。四肢交替运动。

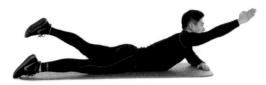

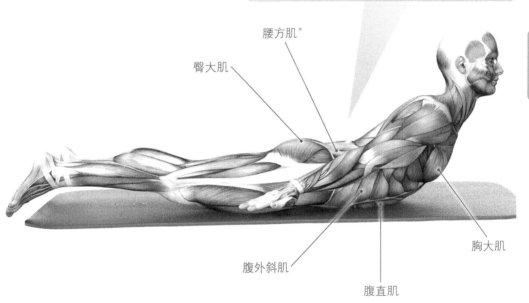

腰方肌*

臀大肌

胸大肌

腹外斜肌

腹直肌

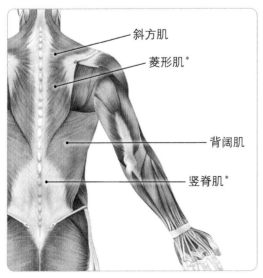

斜方肌

菱形肌*

背阔肌

竖脊肌*

## ◆ 解析关键

黑色字体为主要锻炼的肌肉

灰色字体为次要锻炼的肌肉

# 下肢转动

① 俯卧在瑜伽垫上，双臂交叠于头部下方，双腿分开，与肩同宽。

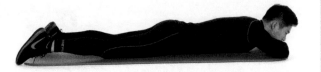

② 保持背部挺直，右腿向上抬起。

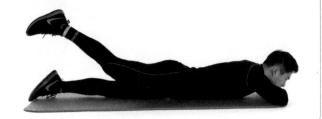

③ 右腿向左侧转动。

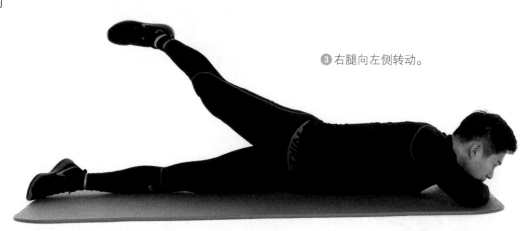

**锻炼目标**
- 臀部
- 大腿
- 背部

**锻炼器械**
- 徒手

**级别**
- 初级

**呼吸提示**
- 全程均匀呼吸

**注意** ⚠
- 若背部存在不适，则不建议进行此项训练

- **避免**
  身体过度翻转
  头部抬起

- **正确做法**
  躯干保持不动
  保持核心收紧

④ 动作完成，恢复至准备姿势。对侧亦然。重复动作，完成规定次数。

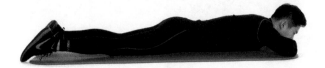

### ◆ 解析关键

黑色字体为主要锻炼的肌肉

灰色字体为次要锻炼的肌肉

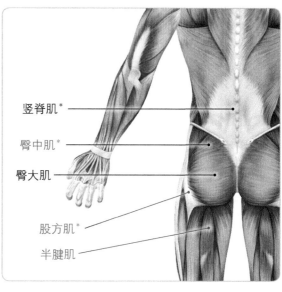

竖脊肌*
臀中肌*
臀大肌
股方肌*
半腱肌

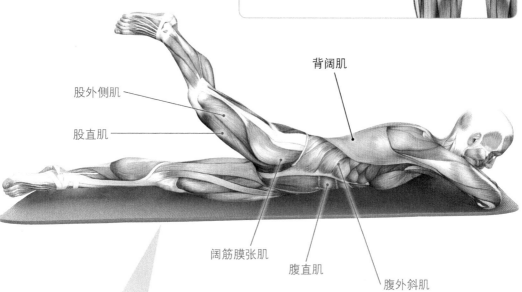

背阔肌
股外侧肌
股直肌
阔筋膜张肌
腹直肌
腹外斜肌

## 变式练习

身体呈俯卧姿势，将双腿抬离地面。

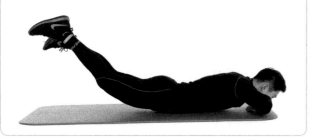

### 最佳锻炼部位

- 竖脊肌*
- 背阔肌
- 臀大肌

# 仰卧上拉

| ● **避免** | ● **正确做法** |
|---|---|
| 动作速度过快 | 保持核心收紧，躯干紧贴地面 |

**锻炼目标**
- 背部

**锻炼器械**
- 徒手

**级别**
- 初级

**呼吸提示**
- 抬臂时呼气，还原时吸气

**注意** ⚠
- 防止肩部或背部损伤

❶ 仰卧在瑜伽垫上，屈髋屈膝，双脚放于地面。双手相握，落于头部上方的地面。

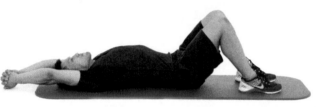

❷ 保持身体稳定，双臂缓慢向上、向前移动，直至双臂尽可能与地面垂直。重复动作，完成规定次数。

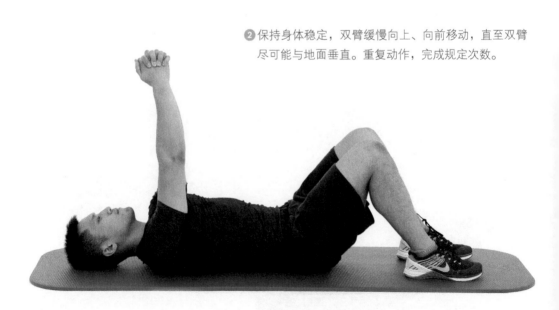

### ◆ 解析关键

黑色字体为主要锻炼的
肌肉

灰色字体为次要锻炼的
肌肉

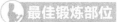

**最佳锻炼部位**

- 背阔肌
- 前锯肌

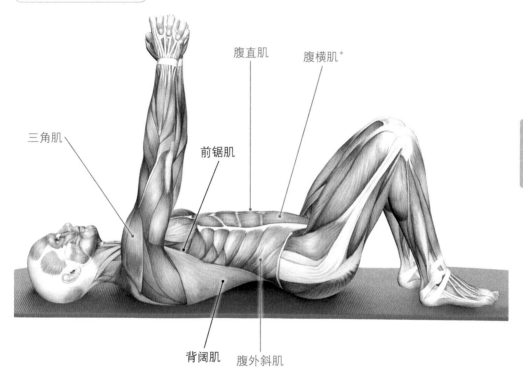

三角肌

腹直肌　　腹横肌\*

前锯肌

背阔肌　　腹外斜肌

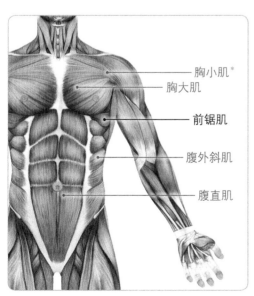

胸小肌\*

胸大肌

**前锯肌**

腹外斜肌

腹直肌

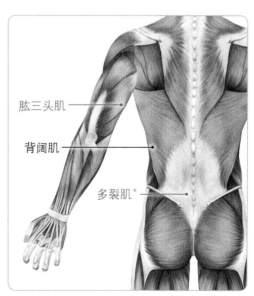

肱三头肌

**背阔肌**

多裂肌\*

# 仰卧划船

① 仰卧在瑜伽垫上，双腿伸直，双臂落于身体两侧。

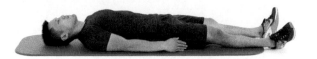

② 双臂伸直，抬离地面，并向上划动至头部上方。

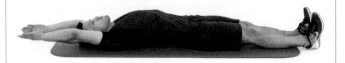

**锻炼目标**
- 背部
- 核心

**锻炼器械**
- 徒手

**级别**
- 初级

**呼吸提示**
- 双臂向头顶运动时呼气，返回时吸气

**注意** ⚠
- 防止肩部或背部损伤

③ 保持身体姿势不变，双臂继续向身体两侧下划。

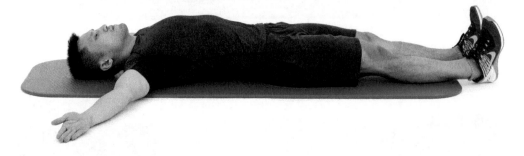

- **避免**

  双臂贴地划动的速度过快

- **正确做法**

  保持动作平稳
  核心收紧

④ 重复动作，完成规定次数。

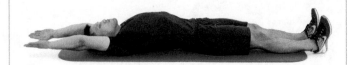

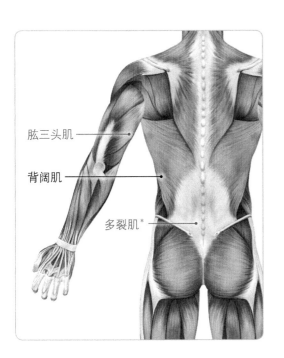

肱三头肌

背阔肌

多裂肌*

☀ **小提示**

运动过程中，脚尖向上，双腿绷紧。

◈ **解析关键**

黑色字体为主要锻炼的
肌肉
灰色字体为次要锻炼的
肌肉

👤 **最佳锻炼部位**

- 背阔肌
- 前锯肌

第5章

背部练习

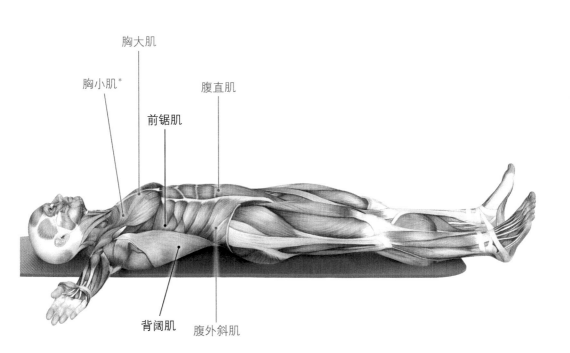

胸大肌

胸小肌*

前锯肌

腹直肌

背阔肌

腹外斜肌

# 仰卧直腿旋转

第5章

背部练习

锻炼目标
- 核心

锻炼器械
- 徒手

级别
- 中级

呼吸提示 ◑
- 旋转时呼气，还原时吸气

注意 ⚠
- 防止背部或腹部损伤

① 仰卧在瑜伽垫上，身体保持挺直，双臂放于身体两侧。

② 双臂向身体两侧张开，保持身体稳定，双腿并拢，向上提起，并尽可能与地面垂直。

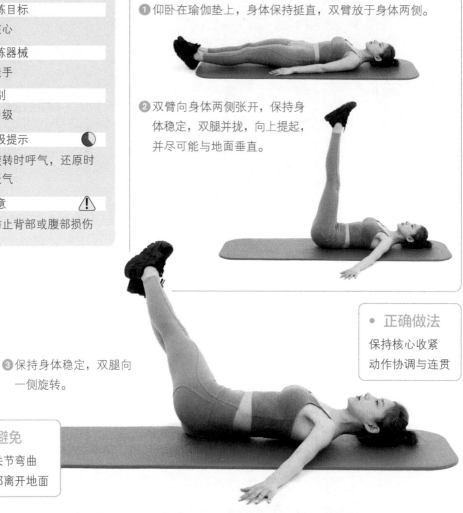

③ 保持身体稳定，双腿向一侧旋转。

- **正确做法**
  保持核心收紧
  动作协调与连贯

- **避免**
  膝关节弯曲
  肩部离开地面

④ 双腿旋转至起始姿势。

⑤ 继续运动，双腿继续向另一侧旋转。重复动作，完成规定次数。

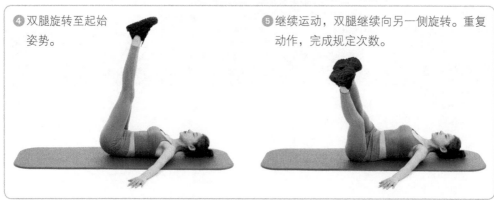

## 小提示

若难度较大，双腿旋转角度可适当减小，保证身体稳定。

## ◆ 解析关键

黑色字体为主要锻炼的肌肉

灰色字体为次要锻炼的肌肉

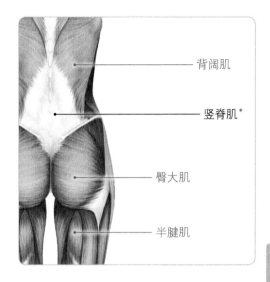

背阔肌

竖脊肌*

臀大肌

半腱肌

### 最佳锻炼部位

- 竖脊肌*
- 腹直肌
- 腹外斜肌
- 股直肌
- 股二头肌
- 腹横肌*

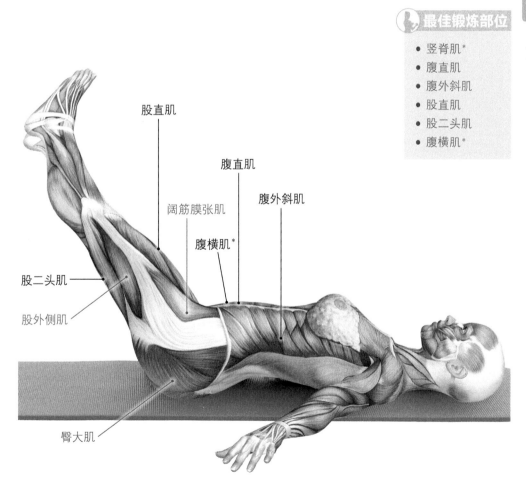

股直肌

腹直肌

阔筋膜张肌

腹外斜肌

腹横肌*

股二头肌

股外侧肌

臀大肌

# 仰卧屈膝旋转

① 仰卧在瑜伽垫上，双腿并拢伸直，双臂落于身体两侧。

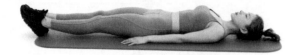

② 屈膝屈髋，大腿尽可能与地面垂直，脚尖向上。双臂向身体两侧打开，保持身体稳定。

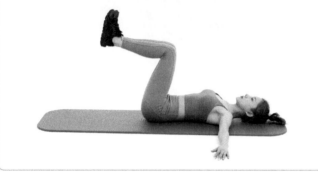

锻炼目标
- 核心

锻炼器械
- 徒手

级别
- 中级

呼吸提示
- 旋转时呼气，还原时吸气

注意 ⚠
- 防止腰部或背部损伤

③ 上身保持不动，向一侧转髋至最大限度。

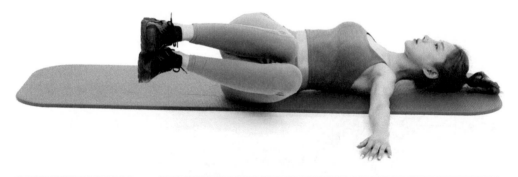

- 避免

头部离开地面
肩部离开地面

- 正确做法

保持核心收紧
保持动作协调与连贯

④ 用同样方式向对侧转髋。重复动作，完成规定次数。

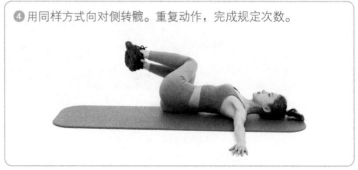

### ◆ 解析关键

黑色字体为主要锻炼的
肌肉
灰色字体为次要锻炼的
肌肉

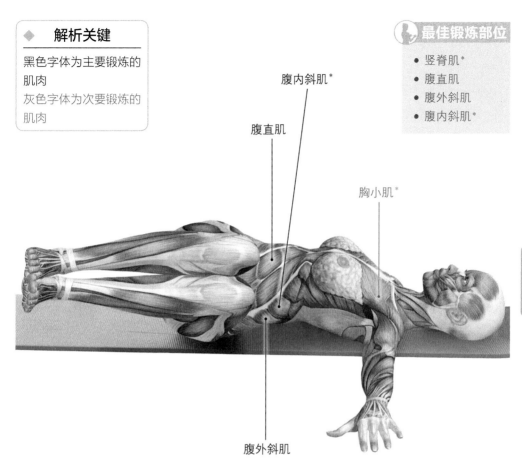

腹内斜肌*

腹直肌

胸小肌*

腹外斜肌

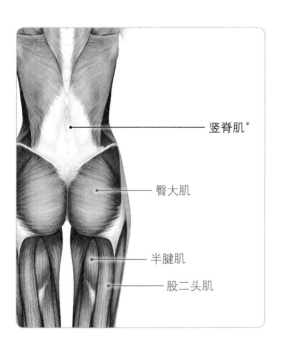

竖脊肌*

臀大肌

半腱肌

股二头肌

### ☀ 小提示

动作速度不宜过快，保持核心收紧。

# 肩胛骨前伸后缩

❶ 身体呈站姿，双脚开立，与肩同宽，挺胸收腹，目视前方。

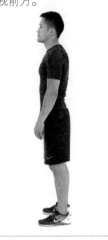

❷ 双肩下沉，双臂前平举，双手掌心相对。

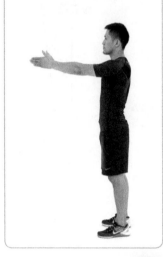

❸ 肩胛骨最大幅度向前伸，稍作停顿，保持动作。

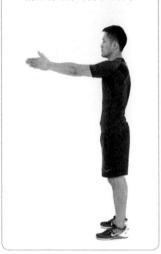

锻炼目标
- 背部

锻炼器械
- 徒手

级别
- 初级

呼吸提示
- 全程均匀呼吸

注意 ⚠
- 若存在背部不适，则不建议进行此项训练

❹ 接着，最大限度向后收缩肩胛骨，稍作停顿，保持动作。

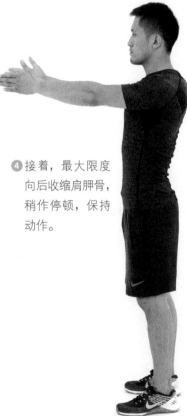

- 避免

下背部弯曲
腰部随肩部晃动

- 正确做法

两侧肩胛骨同时后缩
肩胛骨向前伸时，双臂保持伸直状态

❺ 动作完成后恢复准备姿势。重复动作，完成规定次数。

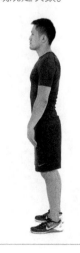

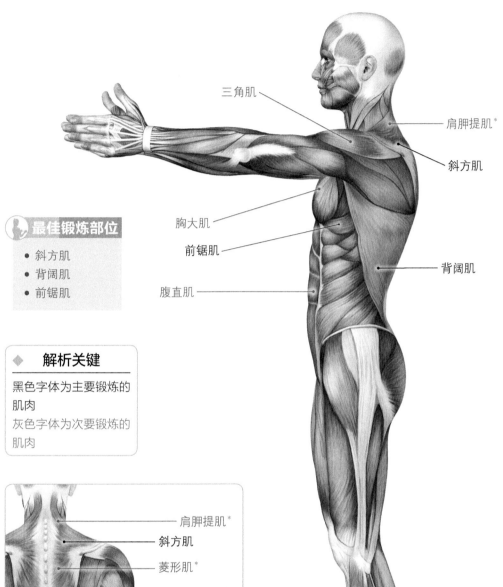

三角肌

肩胛提肌*

斜方肌

胸大肌

前锯肌

背阔肌

腹直肌

最佳锻炼部位

- 斜方肌
- 背阔肌
- 前锯肌

◆ 解析关键

黑色字体为主要锻炼的
肌肉
灰色字体为次要锻炼的
肌肉

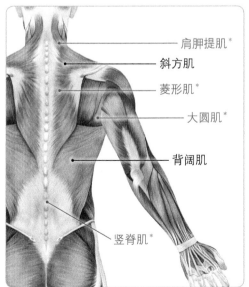

肩胛提肌*

斜方肌

菱形肌*

大圆肌*

背阔肌

竖脊肌*

# 徒手硬拉划船

❶ 身体直立，挺胸收腹，目视前方。

❷ 屈髋屈膝，上身前俯，双臂自然垂落于肩部下方。

❸ 重心上提，上身略微抬起。

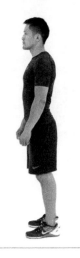
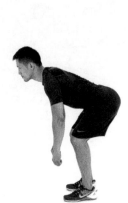
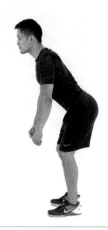

- 避免

后拉速度过快
肩部、颈部过
于紧张

- 正确做法

核心收紧，背
部挺直
双腿姿势保持
不变

❹ 双臂屈肘、向上提拉，直至双手位于身体两侧。

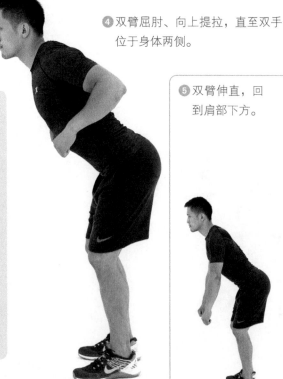

❺ 双臂伸直，回到肩部下方。

❻ 恢复直立姿势。重复动作，完成规定次数。

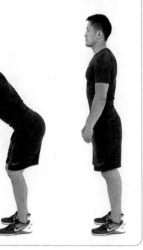

锻炼目标

- 背部
- 胸部
- 肩部

锻炼器械

- 徒手

级别

- 初级

呼吸提示

- 全程均匀呼吸

注意 ⚠️

- 防止肩部或背部损伤

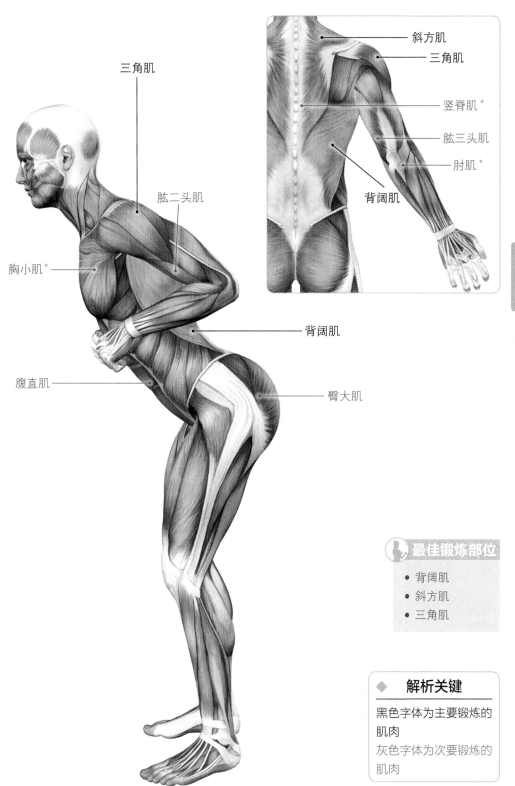

斜方肌

三角肌

三角肌

竖脊肌 *

肱二头肌

肱三头肌

肘肌 *

胸小肌 *

背阔肌

背阔肌

腹直肌

臀大肌

最佳锻炼部位

- 背阔肌
- 斜方肌
- 三角肌

◆ 解析关键

黑色字体为主要锻炼的
肌肉

灰色字体为次要锻炼的
肌肉

# 背撑

① 仰卧在瑜伽垫上，双腿屈膝，双脚撑地，双臂屈肘，双手握拳准备。

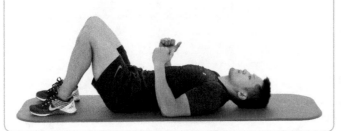

**锻炼目标**
- 背部

**锻炼器械**
- 徒手

**级别**
- 初级

**呼吸提示**
- 全程均匀呼吸

**注意**
- 防止肩部损伤
- 防止肘关节损伤

- 避免

双肩上耸

- 正确做法

保持腰背部挺直
头部在中立位

② 背部发力，向上抬离地面，双肘支撑身体，保持姿势至规定时间。

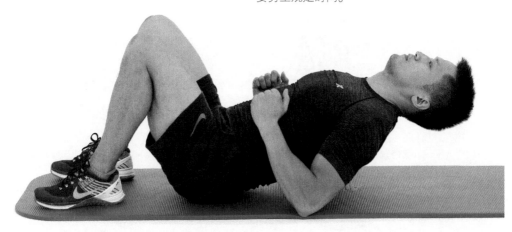

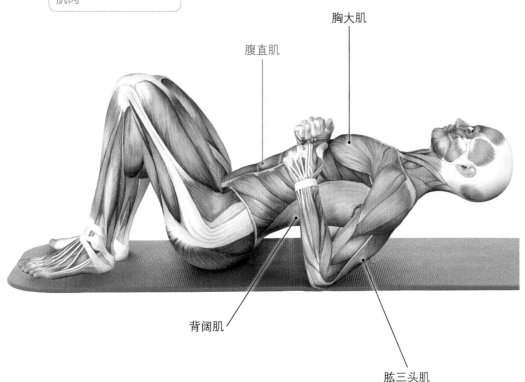

◆ **解析关键**

黑色字体为主要锻炼的肌肉

灰色字体为次要锻炼的肌肉

腹直肌

胸大肌

背阔肌

肱三头肌

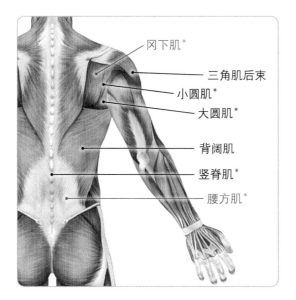

冈下肌*

三角肌后束

小圆肌*

大圆肌*

背阔肌

竖脊肌*

腰方肌*

🏃 **最佳锻炼部位**

- 三角肌后束
- 肱三头肌
- 大圆肌*
- 小圆肌*
- 胸大肌
- 背阔肌
- 竖脊肌*

# 06

CHAPTER SIX

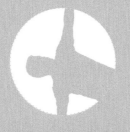

# 第6章
# 胸部练习

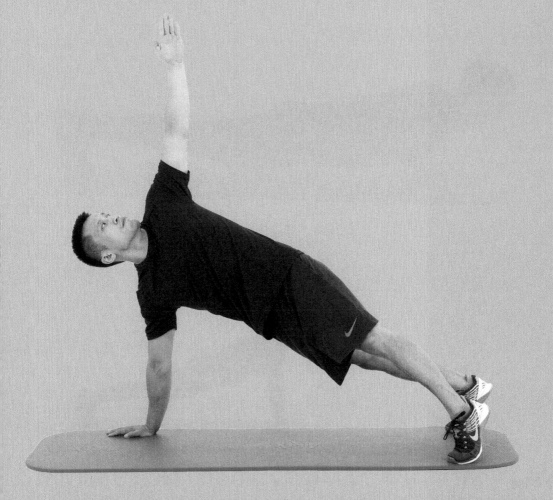

# 俯卧撑

**锻炼目标**
- 胸部
- 手臂
- 核心

**锻炼器械**
- 徒手

**级别**
- 初级

**呼吸提示**
- 身体下沉时吸气，上升时呼气

**注意** ⚠
- 防止肩部损伤
- 防止腕关节损伤

① 身体呈俯卧撑姿势，双手撑于地面，双手间距与肩同宽，双脚并拢。腰背部保持挺直，身体尽可能呈一条直线。

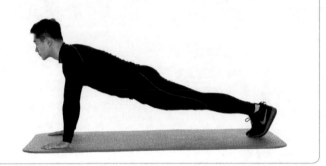

② 保持核心收紧，双臂屈肘，身体向下。

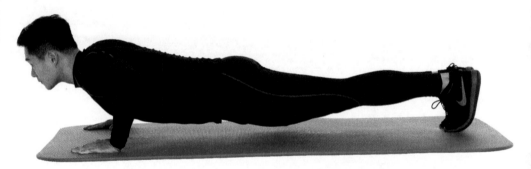

- **避免**

  背部拱起

  臀部下塌

- **正确做法**

  保持核心收紧

  身体尽可能呈一条直线

③ 双臂发力，向上撑起，恢复准备姿势。重复动作，完成规定次数。

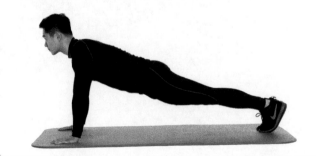

第6章

胸部练习

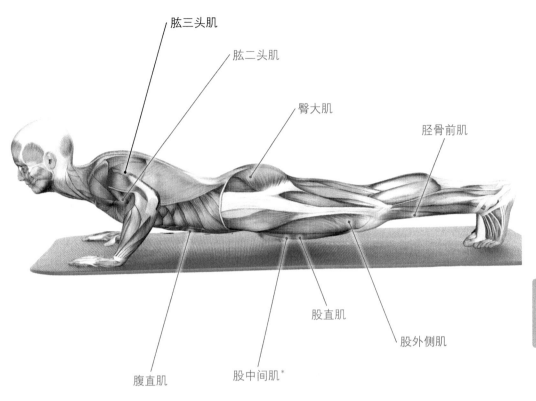

肱三头肌

肱二头肌

臀大肌

胫骨前肌

腹直肌

股中间肌*

股直肌

股外侧肌

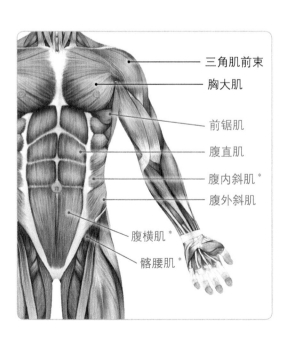

三角肌前束

胸大肌

前锯肌

腹直肌

腹内斜肌*

腹外斜肌

腹横肌*

髂腰肌*

**最佳锻炼部位**

- 三角肌前束
- 肱三头肌
- 胸大肌

◆ **解析关键**

黑色字体为主要锻炼的
肌肉
灰色字体为次要锻炼的
肌肉

# 俯卧撑-上斜

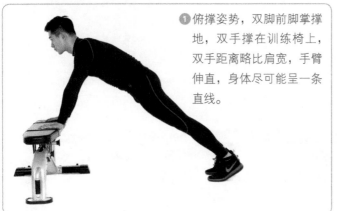

❶ 俯撑姿势，双脚前脚掌撑地，双手撑在训练椅上，双手距离略比肩宽，手臂伸直，身体尽可能呈一条直线。

**锻炼目标**
- 胸部
- 手臂

**锻炼器械**
- 训练椅

**级别**
- 初级

**呼吸提示**
- 身体下沉时吸气，上升时呼气

**注意** ⚠
- 防止肩部损伤
- 若存在腕关节不适，则不建议进行此项训练

❷ 双臂屈肘，身体下沉，至胸部几乎碰到椅面，上臂与躯干夹角约为45度。

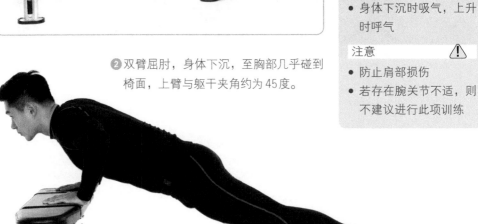

❸ 双臂向上撑起，恢复准备姿势。重复动作，完成规定次数。

- **避免**

  双肩紧张上耸
  臀部向上翘起

- **正确做法**

  身体尽可能呈一条直线
  核心保持收紧

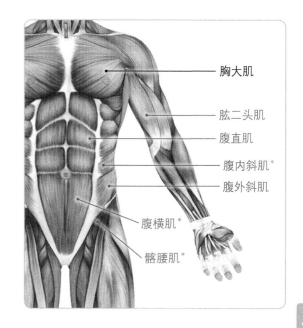

**最佳锻炼部位**

- 胸大肌
- 肱三头肌
- 三角肌

**◆ 解析关键**

黑色字体为主要锻炼的
肌肉

灰色字体为次要锻炼的
肌肉

胸大肌

肱二头肌

腹直肌

腹内斜肌*

腹外斜肌

腹横肌*

髂腰肌*

第6章

胸部练习

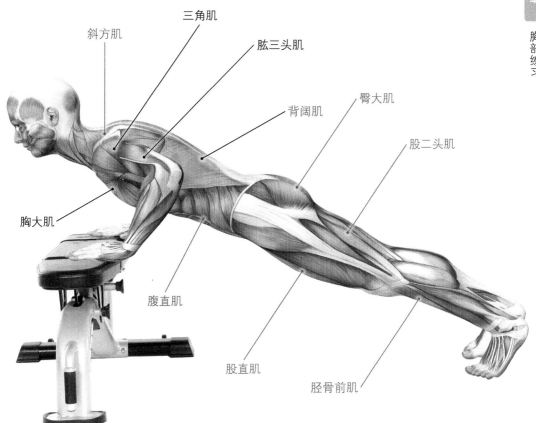

三角肌

斜方肌

肱三头肌

背阔肌

臀大肌

股二头肌

胸大肌

腹直肌

股直肌

胫骨前肌

# 俯卧撑－下斜

① 俯撑姿势，双脚脚尖撑在训练椅上，双手撑地，双手距离略比肩宽，手臂伸直，身体尽可能呈一条直线。

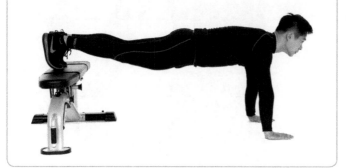

锻炼目标
- 胸部
- 手臂
- 肩部

锻炼器械
- 训练椅

级别
- 初级

呼吸提示
- 身体下沉时吸气，上升时呼气

注意 ⚠
- 防止肘关节损伤
- 防止肩部损伤

② 双臂屈肘，身体下沉，胸部尽可能碰到地面，上臂与躯干夹角约为45度。

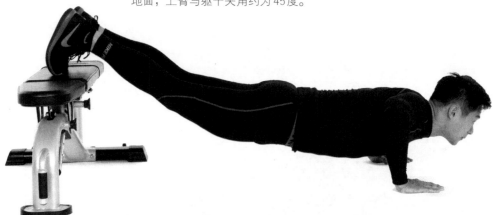

③ 双臂撑起，快速推起身体。恢复准备姿势。重复动作，完成规定次数。

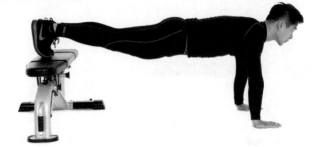

- 避免

  臀部下塌

  膝关节弯曲

- 正确做法

  保持核心收紧

  身体尽可能呈一条直线

第6章

胸部练习

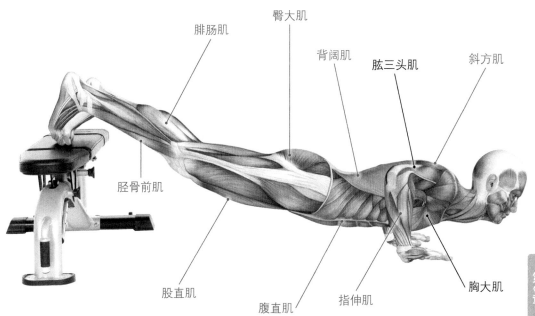

腓肠肌

臀大肌

背阔肌

肱三头肌

斜方肌

胫骨前肌

股直肌

腹直肌

指伸肌

胸大肌

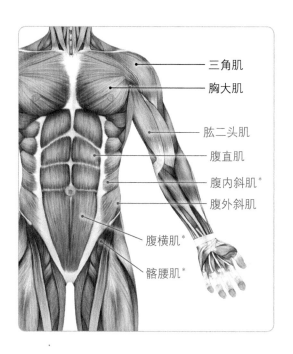

三角肌

胸大肌

肱二头肌

腹直肌

腹内斜肌*

腹外斜肌

腹横肌*

髂腰肌*

### ◆ 解析关键

黑色字体为主要锻炼的肌肉

灰色字体为次要锻炼的肌肉

### 最佳锻炼部位

- 三角肌
- 肱三头肌
- 胸大肌

# 俯卧撑－宽距

- **避免**

  背部弯曲，臀部向上翘起

- **正确做法**

  保持核心收紧
  背部保持平直

① 俯撑姿势，双手、双脚脚尖撑地，双手距离约为肩宽的两倍，手臂伸直，身体尽可能呈一条直线。

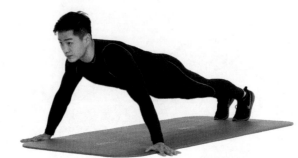

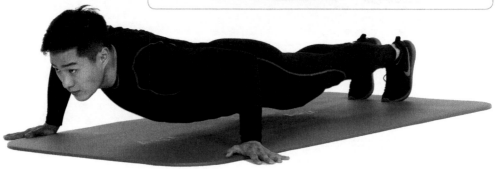

② 双臂屈肘，身体下沉，胸部尽可能碰到地面，上臂与躯干夹角约为90度。

③ 双臂撑起，恢复准备姿势。重复动作，完成规定次数。

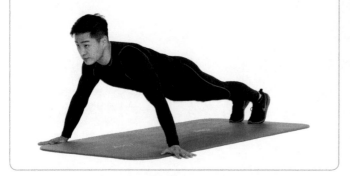

**锻炼目标**

- 胸部
- 肩部
- 手臂

**锻炼器械**

- 徒手

**级别**

- 初级

**呼吸提示**

- 身体上升时呼气，下降时吸气

**注意** ⚠

- 若存在肩部不适，则不建议进行此项训练

### ◆ 解析关键

黑色字体为主要锻炼的
肌肉
灰色字体为次要锻炼的
肌肉

### 最佳锻炼部位

- 胸大肌
- 胸小肌*
- 三角肌
- 肱三头肌

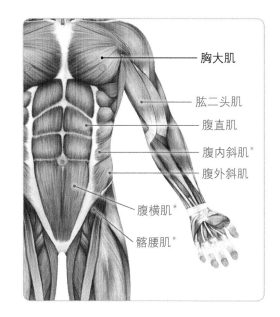

胸大肌

肱二头肌

腹直肌

腹内斜肌*

腹外斜肌

腹横肌*

髂腰肌*

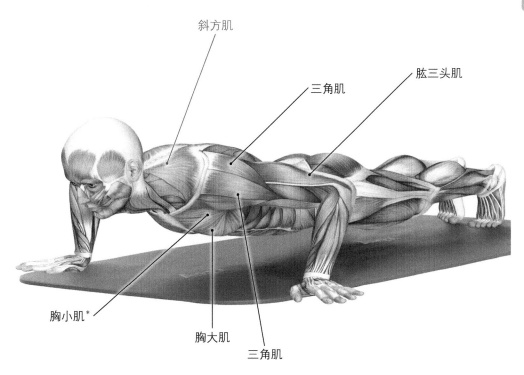

斜方肌

三角肌

肱三头肌

胸小肌*

胸大肌

三角肌

# 边到边俯卧撑

**锻炼目标**
- 胸部

**锻炼器械**
- 徒手

**级别**
- 中级

**呼吸提示**
- 肘关节伸展时呼气，弯曲时吸气

**注意** ⚠
- 若存在上肢不适，则不建议进行此项训练
- 防止肩部损伤

❶ 俯撑姿势，双手、双脚脚尖撑地，双手距离略比肩宽，手臂伸直。

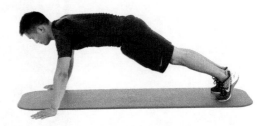

❷ 弯曲肘关节，身体移向一侧，同时身体下降。

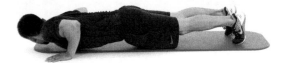

❸ 双臂撑起，身体归于中间位置。

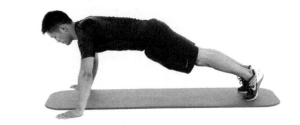

❹ 双臂再次屈肘，身体向下的同时偏向另一侧。

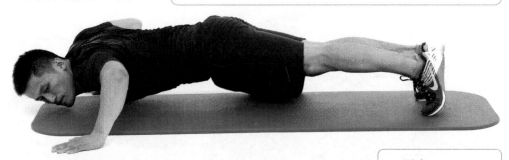

❺ 双臂撑起。重复动作，完成规定次数。

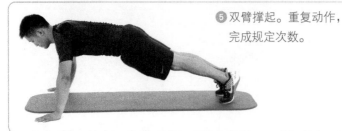

- **避免**

  背部弯曲

- **正确做法**

  核心收紧

  躯干保持挺直

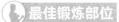

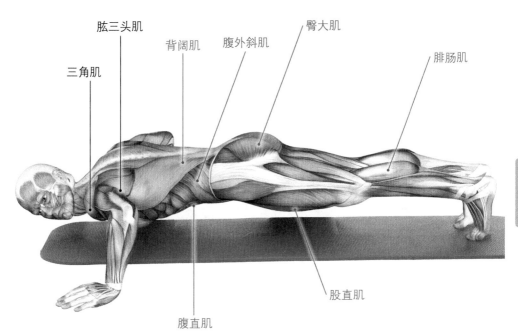

肱三头肌　　背阔肌　　腹外斜肌　　臀大肌　　腓肠肌

三角肌

腹直肌　　股直肌

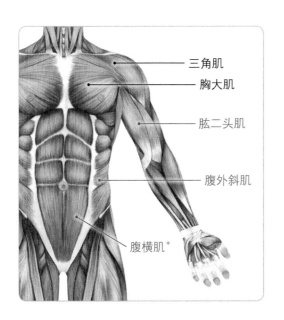

三角肌

胸大肌

肱二头肌

腹外斜肌

腹横肌*

小提示

准备姿势时，双手间距要比肩稍宽，
这样可以更轻松地向两侧移动。

# 单臂俯卧撑

**❶** 身体呈俯卧姿势，单臂及双脚脚尖撑地，另一只手放于身后，保持身体稳定。

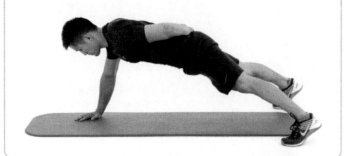

- **避免**

  重心不稳，身体晃动

  臀部向上翘起

- **正确做法**

  核心收紧，背部挺直

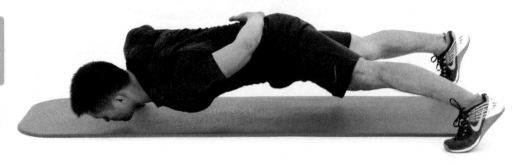

**❷** 单臂屈肘，上身下俯，做俯卧撑动作。

**锻炼目标**
- 胸部
- 手臂

**锻炼器械**
- 徒手

**级别**
- 高级

**呼吸提示**
- 伸肘时呼气，屈肘时吸气

**注意** ⚠
- 防止肩部损伤
- 防止肘关节损伤

**❸** 手臂发力，向上撑起。重复动作，完成规定次数。

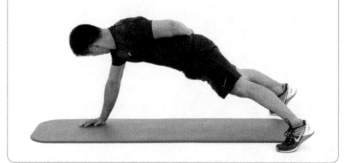

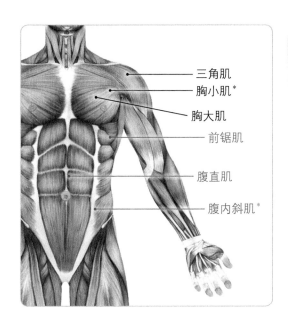

三角肌
胸小肌*
胸大肌
前锯肌
腹直肌
腹内斜肌*

## ☀ 小提示

运动过程中，双腿保持伸直状态。

## ◆ 解析关键

黑色字体为主要锻炼的
肌肉
灰色字体为次要锻炼的
肌肉

## 最佳锻炼部位

- 胸大肌
- 胸小肌*
- 肱三头肌
- 三角肌

第6章

胸部练习

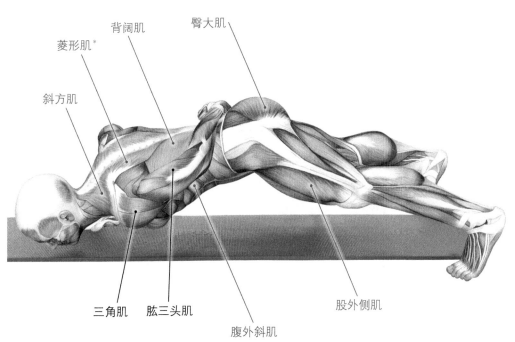

菱形肌*
背阔肌
臀大肌
斜方肌
三角肌
肱三头肌
腹外斜肌
股外侧肌

# 俯卧撑－推起离地

① 身体呈俯卧撑姿势，双手间距与肩同宽。腰背部保持挺直，身体尽可能呈一条直线。

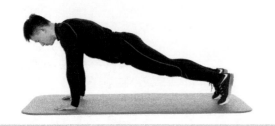

② 保持核心收紧，双臂屈肘，身体向下。

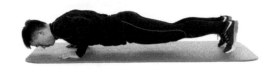

③ 随即双臂迅速发力，将身体向上推起，保持身体挺直。重复动作，完成规定次数。

**锻炼目标**
- 肩部
- 胸部

**锻炼器械**
- 徒手

**级别**
- 高级

**呼吸提示**
- 推起时呼气，落地时吸气

**注意** ⚠
- 防止腕关节损伤
- 防止肩部损伤

- **避免**

  背部弓起

- **正确做法**

  身体挺直，核心收紧落地时注意缓冲，迅速恢复准备势

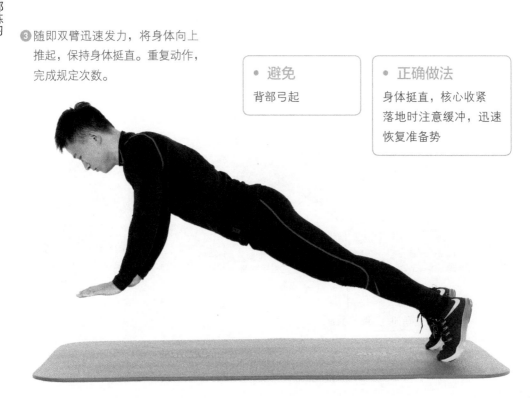

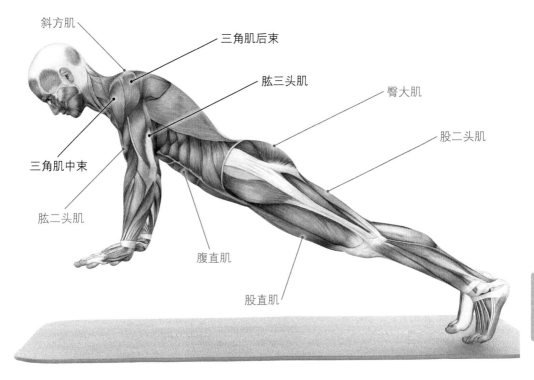

斜方肌

三角肌后束

肱三头肌

臀大肌

股二头肌

三角肌中束

肱二头肌

腹直肌

股直肌

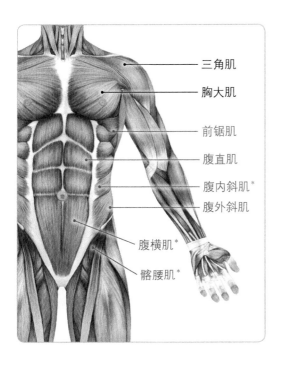

三角肌

胸大肌

前锯肌

腹直肌

腹内斜肌*

腹外斜肌

腹横肌*

髂腰肌*

### 最佳锻炼部位

- 三角肌
- 胸大肌
- 肱三头肌

### ◆ 解析关键

黑色字体为主要锻炼的肌肉

灰色字体为次要锻炼的肌肉

# 单侧滑贴俯卧撑

① 身体呈俯卧姿势，双手间距与肩同宽。腰背部保持挺直，身
体尽可能呈一条直线，单手放在滑贴上。

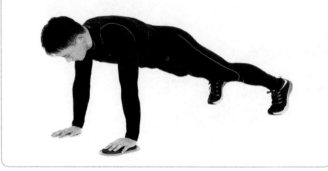

**锻炼目标**
- 核心
- 胸部

**锻炼器械**
- 滑贴

**级别**
- 高级

**呼吸提示**
- 身体向下时吸气，撑起
  时呼气

**注意**
- 防止肩部损伤

② 双臂屈肘向下做俯卧撑练习，滑贴同侧手
向外滑动一段距离。

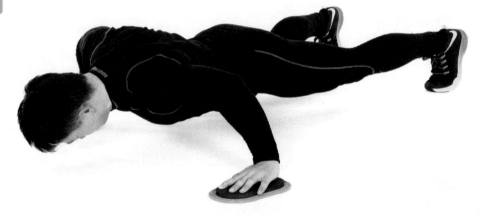

- **避免**

臀部向上翘起

- **正确做法**

核心收紧，背部挺直
当胸部贴近地面后，按
滑贴的手臂向外侧滑动
至最远端

③ 起身，双臂归于原位。对侧亦然。重复动作，完成规定
次数。

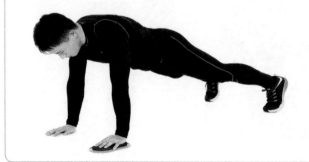

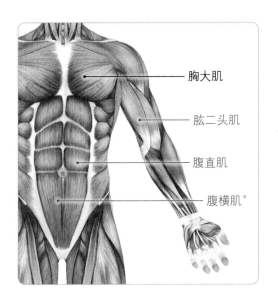

胸大肌

肱二头肌

腹直肌

腹横肌*

☀ **小提示**

手臂移动距离要保持在自身所承受
范围之内。

◆ **解析关键**

黑色字体为主要锻炼的
肌肉
灰色字体为次要锻炼的
肌肉

🏋 **最佳锻炼部位**

- 胸大肌
- 三角肌
- 肱三头肌

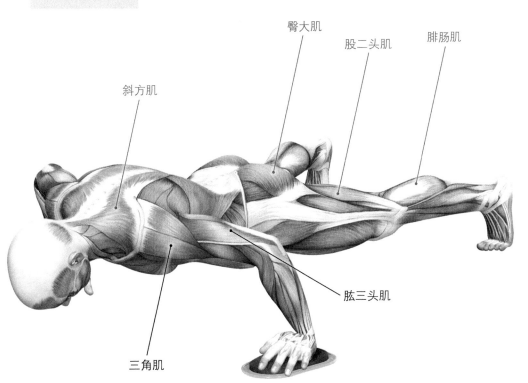

臀大肌

股二头肌

腓肠肌

斜方肌

肱三头肌

三角肌

# 雨刷式

① 身体呈俯卧撑姿势，双手间距略比肩宽，脚尖撑地。腰背部保持挺直，身体尽可能呈一条直线。

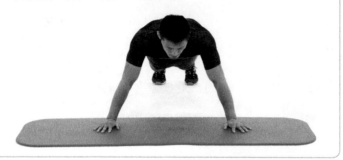

• 避免
胸部接触地面

• 正确做法
保持背部挺直
保持核心收紧

② 双臂屈肘，同时身体向一侧倾斜，该侧手臂弯曲程度较大以支撑身体重量，另一侧手臂屈肘的程度相对较小。

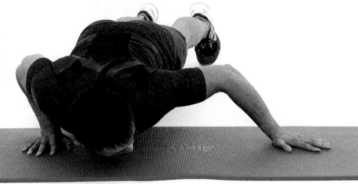

锻炼目标
• 胸部

锻炼器械
• 徒手

级别
• 初级

呼吸提示
• 全程均匀呼吸

注意
• 若存在肩部不适，则不建议进行此项训练

③ 保持身体稳定，身体缓慢移至中间位置。

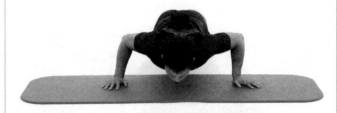

④ 接着身体向另一侧倾斜，两侧交替。重复动作，完成规定次数。

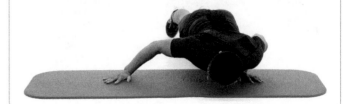

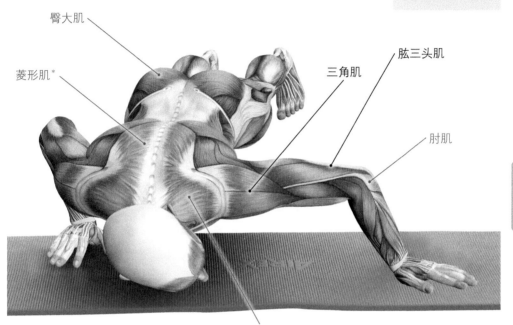

**最佳锻炼部位**

- 胸大肌
- 胸小肌*
- 肱三头肌
- 肱二头肌
- 三角肌

臀大肌

菱形肌*

三角肌

肱三头肌

肘肌

斜方肌

第6章

胸部练习

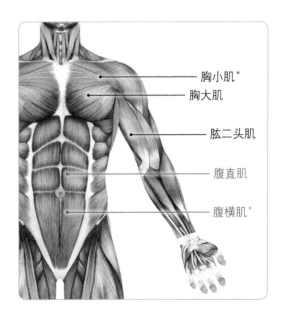

胸小肌*

胸大肌

肱二头肌

腹直肌

腹横肌*

☀ **小提示**

身体交替向两侧移动，如汽车雨刷器来回摆动，动作速度不宜过快。

# 偏重俯卧撑

- **避免**

肘关节锁死

抬起的一侧腿随意摆放

- **正确做法**

肘关节伸直

腰背部保持挺直，核心收紧

锻炼目标

- 胸部

锻炼器械

- 徒手

级别

- 高级

呼吸提示

- 身体向上运动时呼气，向下运动时吸气

注意 ⚠️

- 若存在肘关节或腕关节不适，则不建议进行此项训练

❶ 身体呈俯卧撑姿势，双手间距略比肩宽，左脚抬起。腰背部保持挺直，上半身尽可能呈一条直线。

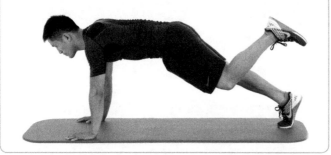

❷ 保持身体稳定，双臂屈肘向下做俯卧撑动作。重复动作，完成规定次数。

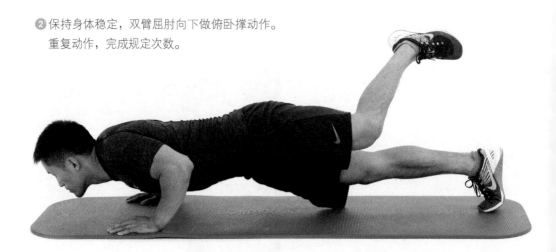

## 最佳锻炼部位

- 肱二头肌
- 胸大肌
- 胸小肌*
- 股直肌
- 腓肠肌

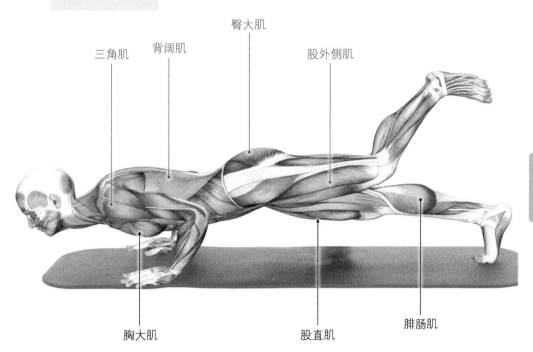

臀大肌

三角肌　　背阔肌　　　　　　　　股外侧肌

胸大肌　　　　　　　股直肌　　　　腓肠肌

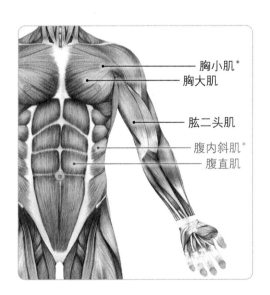

胸小肌*
胸大肌

肱二头肌

腹内斜肌*
腹直肌

◆　**解析关键**

黑色字体为主要锻炼的
肌肉
灰色字体为次要锻炼的
肌肉

第6章

胸部练习

# 贴肘扩胸

❶ 身体自然直立，挺胸收腹，目视前方。双脚间距与肩同宽，双臂自然下垂。

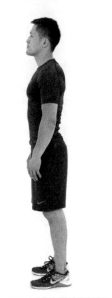

● **避免**

双肩上耸

头部过度后仰

锻炼目标

● 胸部

锻炼器械

● 徒手

级别

● 初级

呼吸提示

● 全程均匀呼吸

注意 ⚠

● 若存在肩部或背部不适，则不建议进行此项训练

❷ 双手放于腰部位置，指尖向下，肘关节向外。

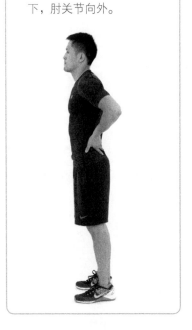

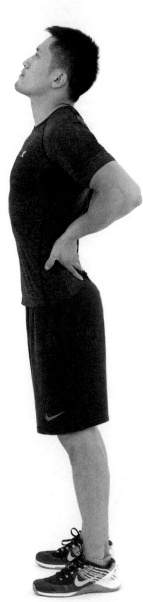

❸ 挺胸，双肩外展，肘关节向内靠近。保持动作至规定时间。

● **正确做法**

充分拉伸胸部肌肉

保持核心收紧，背部挺直

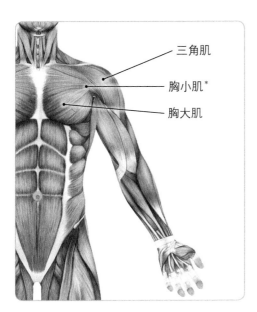

三角肌

胸小肌*

胸大肌

三角肌

胸大肌

背阔肌

腹直肌

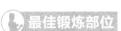

第6章

胸部练习

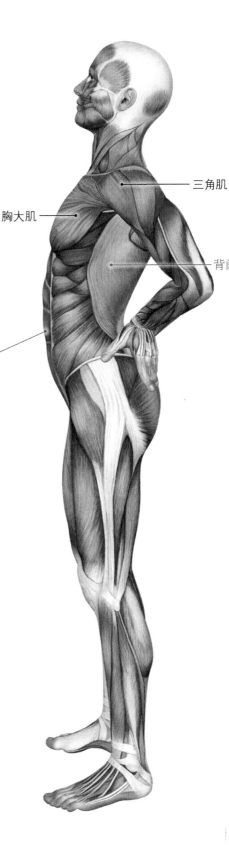

**最佳锻炼部位**

- 胸大肌
- 胸小肌*
- 三角肌

◆ **解析关键**

黑色字体为主要锻炼的
肌肉
灰色字体为次要锻炼的
肌肉

# 俯卧撑转体

**锻炼目标**
- 胸部

**锻炼器械**
- 徒手

**级别**
- 中级

**呼吸提示** ◐
- 全程均匀呼吸

**注意** ⚠
- 防止肩部或肘关节损伤

① 身体呈俯卧撑姿势，双手间距与肩同宽。腰背部保持挺直，身体尽可能呈一条直线。

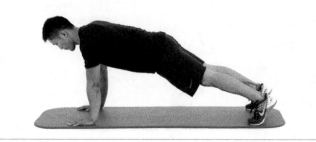

② 双臂屈肘，向下做俯卧撑动作。

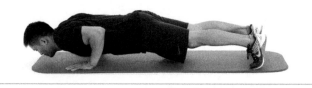

- **避免**

转身时同侧脚离地
髋部下塌

- **正确做法**

双腿保持伸直
身体保持稳定
背部挺直，核心收紧

③ 双臂撑起，重心移至右手，左臂伸直向上，与右臂呈一条直线。目视左手指尖方向。对侧亦然。重复动作，完成规定次数。

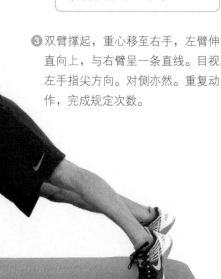

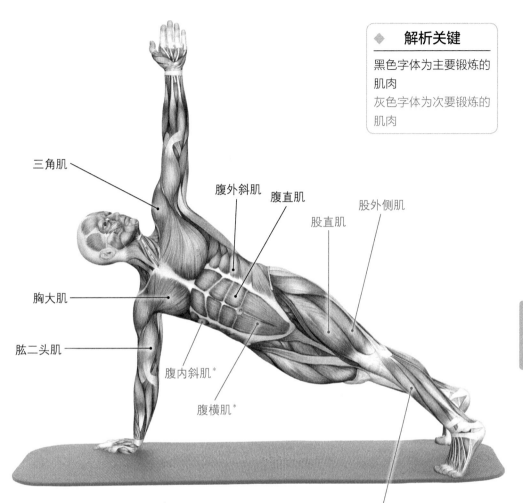

三角肌

腹外斜肌　腹直肌

股外侧肌

股直肌

胸大肌

肱二头肌

腹内斜肌*

腹横肌*

胫骨前肌

◆ **解析关键**

黑色字体为主要锻炼的
肌肉
灰色字体为次要锻炼的
肌肉

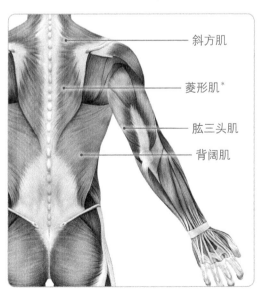

斜方肌

菱形肌*

肱三头肌

背阔肌

👤 **最佳锻炼部位**

- 腹直肌
- 胸大肌
- 肱二头肌
- 三角肌
- 腹外斜肌

# 十字支撑

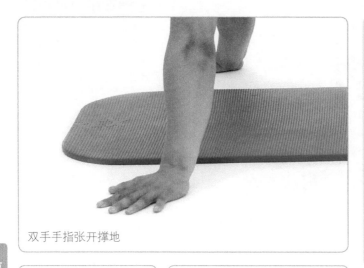

双手手指张开撑地

### 锻炼目标

- 胸部
- 核心

### 锻炼器械

- 徒手

### 级别

- 初级

### 呼吸提示

- 全程均匀呼吸

### 注意 ⚠

- 防止肩部或腕关节损伤

---

### ● 避免

肩部塌陷
背部松垮

### ● 正确做法

核心收紧，身体保持不动
头部和脊柱始终保持中立位

---

身体呈俯卧撑姿势，双手间距大于肩宽，双臂伸直支撑于地面，背部挺直，核心收紧。双手距离比肩宽，双脚并拢支撑于地面，保持姿势至规定时间。

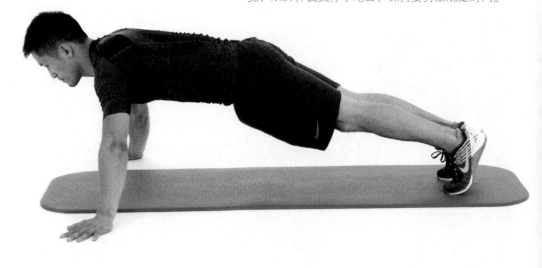

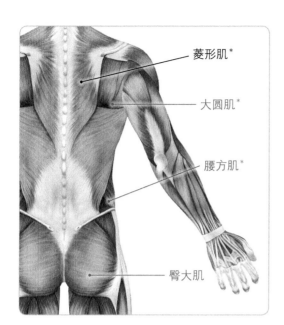

菱形肌*

大圆肌*

腰方肌*

臀大肌

 **小提示**

在保持头部不上抬的情况下，将颈部尽可能拉长。

◆ **解析关键**

黑色字体为主要锻炼的肌肉

灰色字体为次要锻炼的肌肉

**最佳锻炼部位**

- 三角肌
- 菱形肌*
- 腹直肌
- 肱三头肌
- 前锯肌

第6章　胸部练习

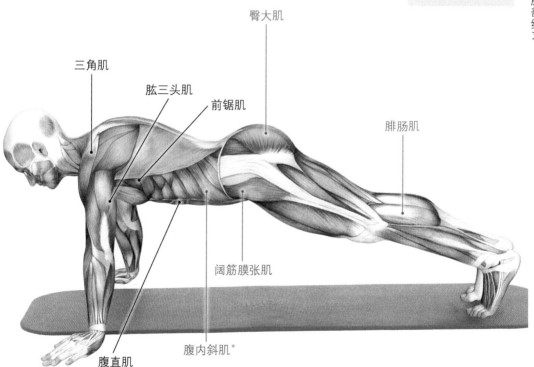

臀大肌

三角肌

肱三头肌

前锯肌

腓肠肌

阔筋膜张肌

腹直肌

腹内斜肌*

# 前合掌

❶ 身体自然直立，双脚距离与肩同宽，双臂自然落于身体两侧。

❷ 挺胸收腹，双臂向身体两侧打开呈侧平举姿势，掌心向前。

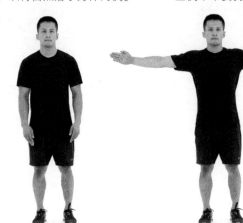

● **避免**
背部弯曲
双肩上耸

● **正确做法**
双臂侧平举，水平移动到胸前
核心收紧，腰背挺直

❸ 双臂移至胸前，掌心相对，且与肩同宽。

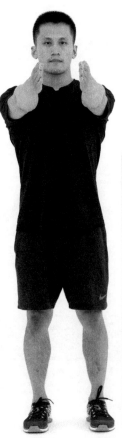

| 锻炼目标 |
| --- |
| ● 胸部 |

| 锻炼器械 |
| --- |
| ● 徒手 |

| 级别 |
| --- |
| ● 初级 |

| 呼吸提示 |
| --- |
| ● 全程均匀呼吸 |

| 注意 ⚠ |
| --- |
| ● 若存在肩部或胸部不适，则不建议进行此项训练 |

❹ 双臂再次向身体两侧打开，呈侧平举势姿。重复动作，完成规定次数。

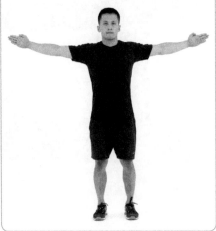

### ◆ 解析关键

黑色字体为主要锻炼的
肌肉
灰色字体为次要锻炼的
肌肉

### 最佳锻炼部位

- 胸大肌

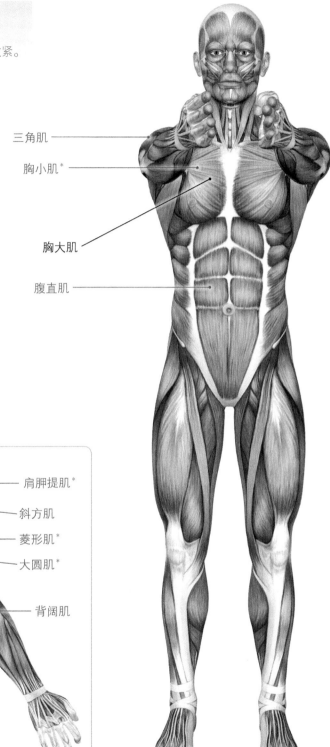

三角肌

胸小肌*

胸大肌

腹直肌

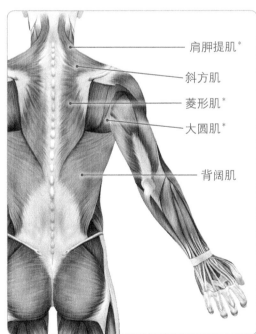

肩胛提肌*

斜方肌

菱形肌*

大圆肌*

背阔肌

第6章

胸部练习

# 07

CHAPTER SEVEN

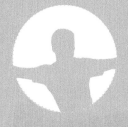

# 第7章
# 核心练习

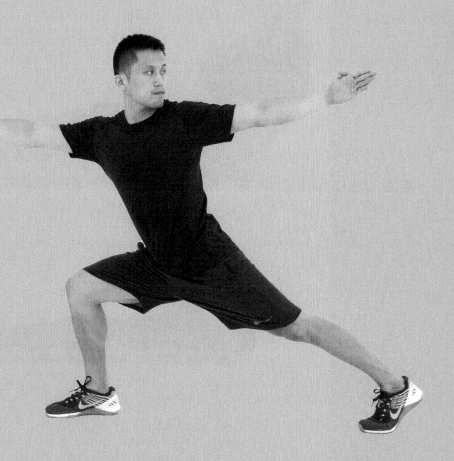

# 仰卧起坐

① 身体呈仰卧姿，双腿伸直、分开，脚后跟着地，背部紧贴地面，双臂交叉抱胸。

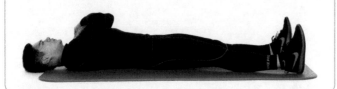

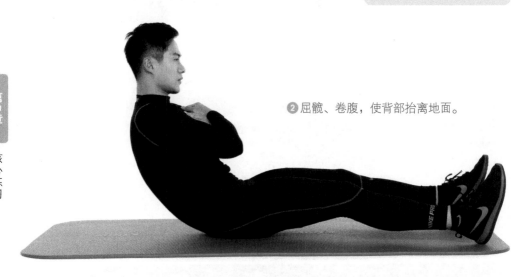

② 屈髋、卷腹，使背部抬离地面。

- **避免**

  颈部向上发力

- **正确做法**

  利用腹肌带动整个动作

③ 恢复准备姿势。重复动作，完成规定次数。

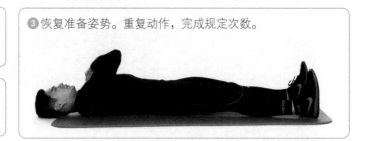

第7章

核心练习

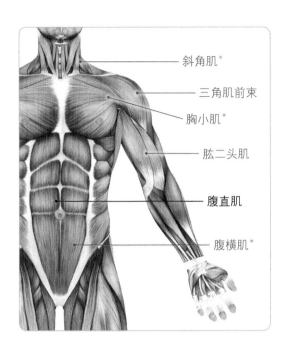

斜角肌*

三角肌前束

胸小肌*

肱二头肌

**腹直肌**

腹横肌*

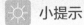

## 小提示

卷腹过程中确保骨盆位于中立位置。

---

### ◆ 解析关键

黑色字体为主要锻炼的
肌肉
灰色字体为次要锻炼的
肌肉

---

### 最佳锻炼部位

• 腹直肌

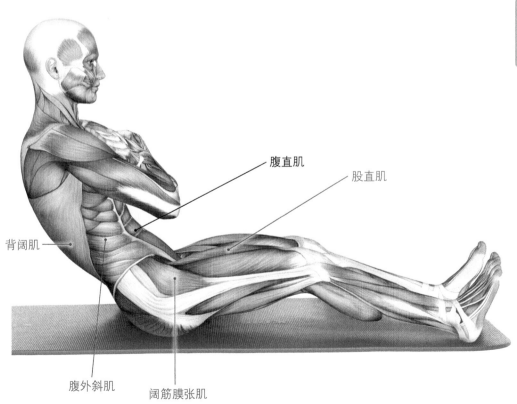

腹直肌

股直肌

背阔肌

腹外斜肌

阔筋膜张肌

# 仰卧起坐－腰部扭转

① 身体呈仰卧姿，双腿伸直、分开，脚后跟着地，背部紧贴地面，双臂交叉抱胸。

② 屈髋、卷腹，使背部抬离地面。

③ 保持核心收紧，上身向一侧扭转。

**锻炼目标**
- 核心

**锻炼器械**
- 徒手

**级别**
- 初级

**呼吸提示**
- 坐起时呼气，恢复时吸气

**注意** ⚠
- 防止下背部或腹部损伤

- **避免**
  颈部过度发力
  双腿随身体移动

④ 继续向对侧扭转上身。

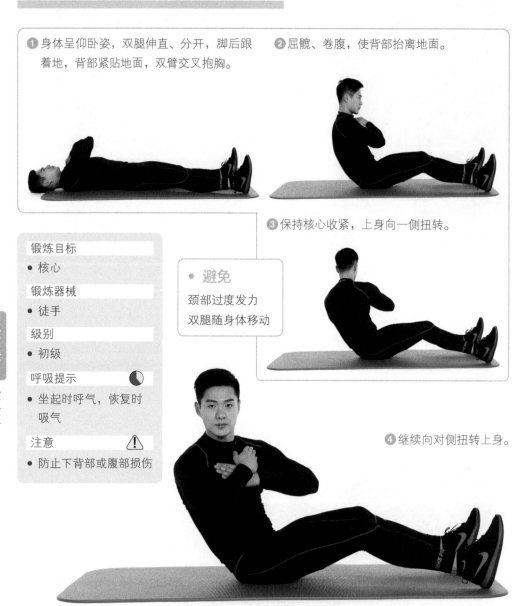

- **正确做法**
  双脚脚后跟放于地面

⑤ 恢复准备姿势。重复动作，完成规定次数。

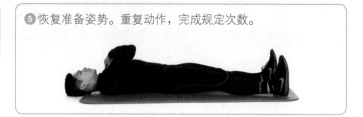

黑色字体为主要锻炼的
肌肉

灰色字体为次要锻炼的
肌肉

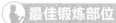

最佳锻炼部位

- 腹直肌
- 腹外斜肌
- 腹内斜肌*

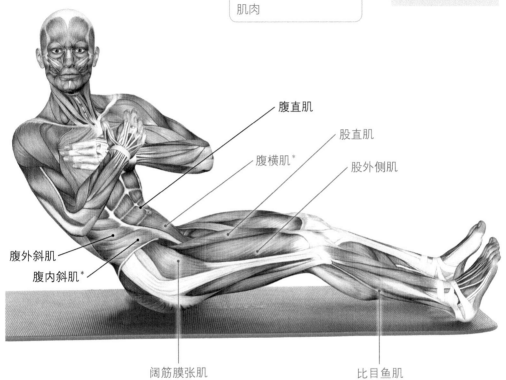

腹直肌

股直肌

腹横肌*

股外侧肌

腹外斜肌

腹内斜肌*

阔筋膜张肌

比目鱼肌

第7章

核心练习

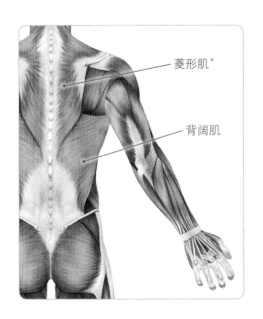

菱形肌*

背阔肌

小提示

上身扭转时动作要流畅。

# 仰卧起坐－旋转

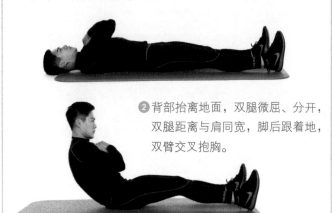

① 身体呈仰卧姿，双腿伸直、分开，脚后跟着地，背部紧贴地面，双臂交叉抱胸。

② 背部抬离地面，双腿微屈、分开，双腿距离与肩同宽，脚后跟着地，双臂交叉抱胸。

| 锻炼目标 |
| --- |
| • 核心 |

| 锻炼器械 |
| --- |
| • 徒手 |

| 级别 |
| --- |
| • 中级 |

**呼吸提示** ◗

• 坐起时呼气，恢复时吸气

**注意** ⚠

• 若存在腹部或腰部不适，则不建议进行此项训练

③ 保持核心收紧，上身向左侧偏转。

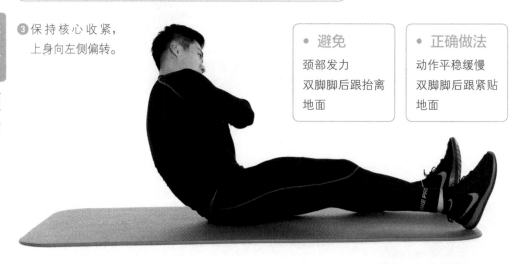

| • **避免** |
| --- |
| 颈部发力 |
| 双脚脚后跟抬离地面 |

| • **正确做法** |
| --- |
| 动作平稳缓慢 |
| 双脚脚后跟紧贴地面 |

④ 上身向右侧偏转。

⑤ 恢复准备姿势。重复动作，完成规定次数。

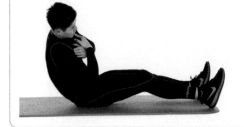

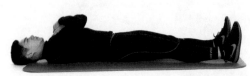

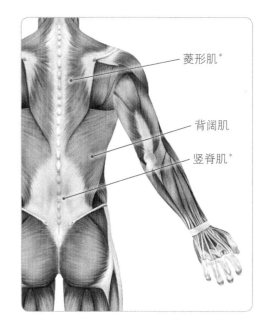

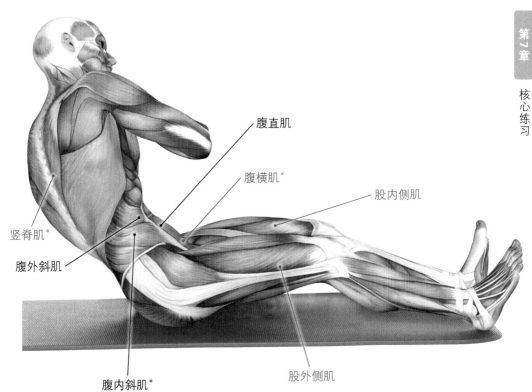

## 最佳锻炼部位

- 腹直肌
- 腹外斜肌
- 腹内斜肌*

## ◆ 解析关键

黑色字体为主要锻炼的
肌肉

灰色字体为次要锻炼的
肌肉

菱形肌*

背阔肌

竖脊肌*

腹直肌

腹横肌*

股内侧肌

竖脊肌*

腹外斜肌

腹内斜肌*

股外侧肌

# 转动双腿

① 身体呈仰卧姿，双臂放于身体两侧，手掌支撑于地面，双脚并拢。

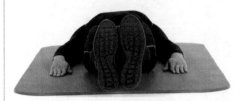

② 双腿并拢伸直、抬离地面，并向一侧旋转。

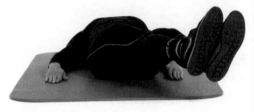

③ 保持身体稳定，双腿旋转至中部。

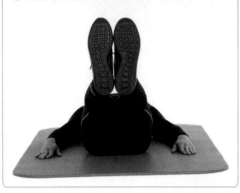

| ● 避免 | ● 正确做法 |
|---|---|
| 背部弓起<br>双腿上下晃动 | 背部挺直，紧贴地面<br>保持核心收紧 |

④ 继续运动，双腿沿同一时针方向旋转一周。

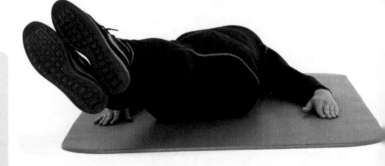

锻炼目标

● 核心

锻炼器械

● 徒手

级别

● 初级

呼吸提示

● 全程均匀呼吸

注意 ⚠

● 防止腹部或腰部损伤

⑤ 恢复准备姿势。重复动作，完成规定次数。

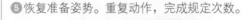
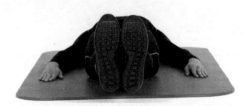

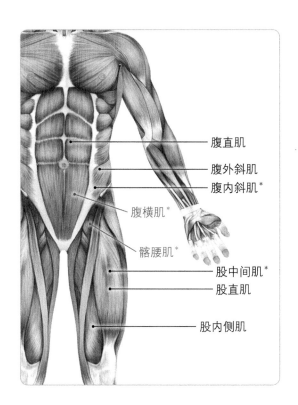

腹直肌

腹外斜肌

腹内斜肌*

腹横肌*

髂腰肌*

股中间肌*

股直肌

股内侧肌

**最佳锻炼部位**

- 腹直肌
- 腹外斜肌
- 腹内斜肌*
- 髂腰肌*
- 股中间肌*
- 股直肌
- 股内侧肌
- 股外侧肌

第7章

核心练习

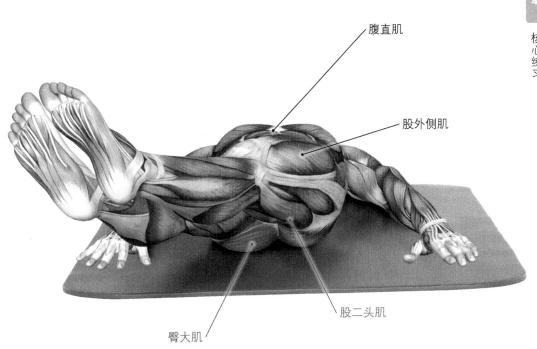

腹直肌

股外侧肌

股二头肌

臀大肌

# 转动单腿-三角轨迹

第7章

核心练习

❶ 身体呈仰卧姿，双腿伸直，双臂自然放于身体两侧。

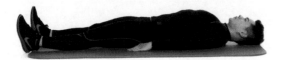

❷ 右腿保持伸直，同时向上抬离地面。

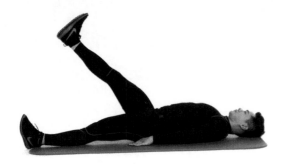

❸ 保持身体稳定，右腿进行旋转。

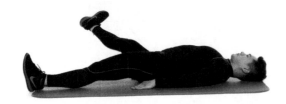

锻炼目标

- 核心
- 大腿

锻炼器械

- 徒手

级别

- 初级

呼吸提示

- 全程均匀呼吸

注意

- 若存在髋部或腹部不适，则不建议进行此项训练

- 避免

腿部转动幅度过大
上身晃动

- 正确做法

躯干保持稳定
背部紧贴地面

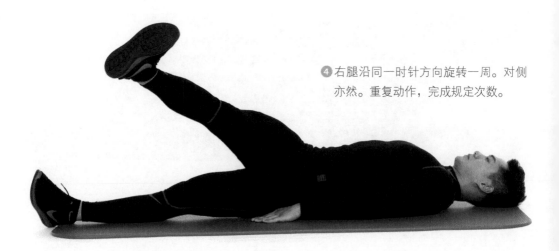

❹ 右腿沿同一时针方向旋转一周。对侧亦然。重复动作，完成规定次数。

## ◆ 解析关键

黑色字体为主要锻炼的
肌肉
灰色字体为次要锻炼的
肌肉

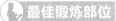 最佳锻炼部位

- 髂腰肌*
- 股直肌
- 股中间肌*
- 股内侧肌
- 股外侧肌
- 腹直肌

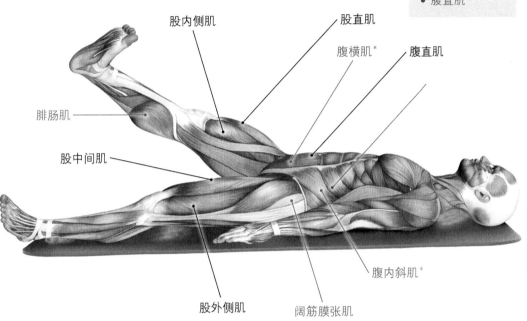

股内侧肌

股直肌

腹横肌*

腹直肌

腓肠肌

股中间肌

腹内斜肌*

股外侧肌

阔筋膜张肌

第7章

核心练习

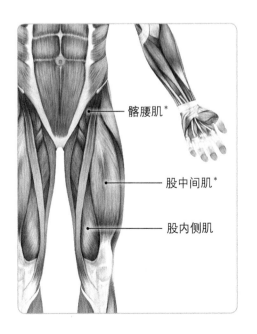

髂腰肌*

股中间肌*

股内侧肌

☀ 小提示

腿部尽可能抬高。

147

# 单腿直膝抬起

① 身体呈仰卧姿，右腿屈膝支撑于地面，左腿伸直，脚尖向上，背部紧贴地面，双臂自然放于身体两侧。

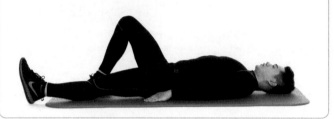

② 保持身体稳定的同时左腿伸直，向上抬起。

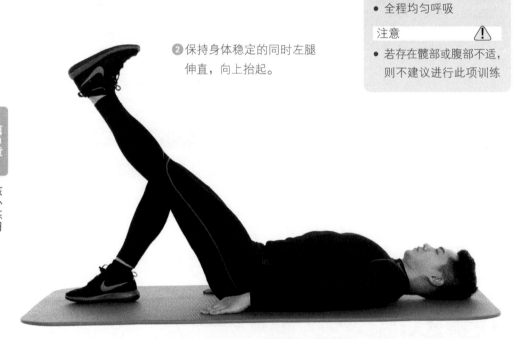

锻炼目标

- 核心
- 大腿

锻炼器械

- 徒手

级别

- 初级

呼吸提示

- 全程均匀呼吸

注意 ⚠

- 若存在髋部或腹部不适，则不建议进行此项训练

- 避免
  头部抬离地面

- 正确做法
  抬起的腿伸直
  背部挺直，紧贴地面

③ 缓慢下放左腿，重复动作。对侧亦然。重复动作，完成规定次数。

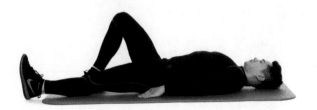

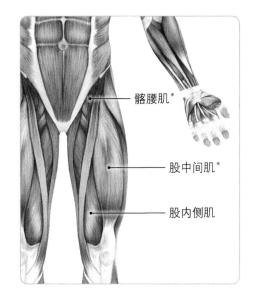

髂腰肌*

股中间肌*

股内侧肌

🦴 **最佳锻炼部位**

- 髂腰肌*
- 股中间肌*
- 股直肌
- 股内侧肌
- 股外侧肌

第7章

核心练习

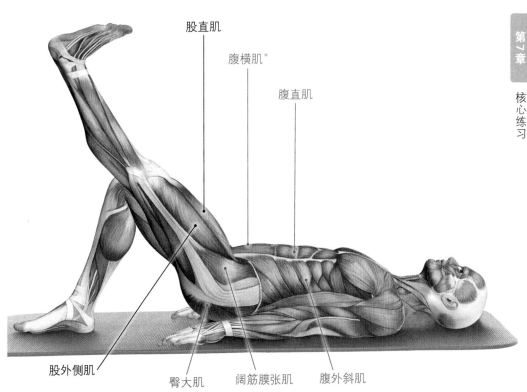

股直肌

腹横肌*

腹直肌

股外侧肌　　臀大肌　　阔筋膜张肌　　腹外斜肌

# 侧平板支撑

锻炼目标

- 核心

锻炼器械

- 徒手

级别

- 初级

呼吸提示 ◑

- 全程均匀呼吸

注意 ⚠️

- 若存在肩部不适，则不建议进行此项训练

• 避免

髋部下塌

肩部压力过大

• 正确做法

背部保持挺直

保持核心收紧

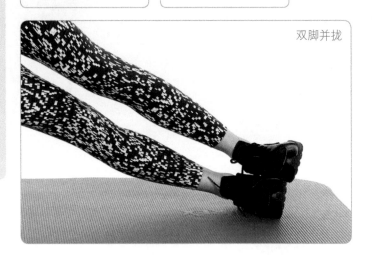

双脚并拢

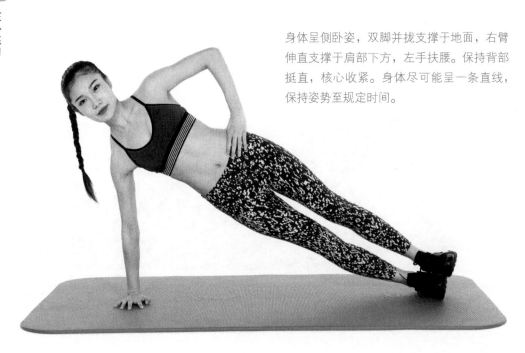

身体呈侧卧姿，双脚并拢支撑于地面，右臂伸直支撑于肩部下方，左手扶腰。保持背部挺直，核心收紧。身体尽可能呈一条直线，保持姿势至规定时间。

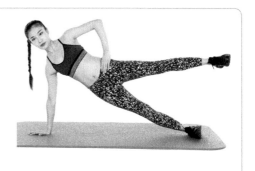

## 最佳锻炼部位

- 腹直肌
- 腹内斜肌*
- 腹外斜肌

## 变式练习

身体呈侧卧姿,双脚前后分开,支撑于地面,右臂伸直,支撑于肩部下方,左手扶腰。保持身体稳定,抬起上方腿,保持姿势至规定时间。

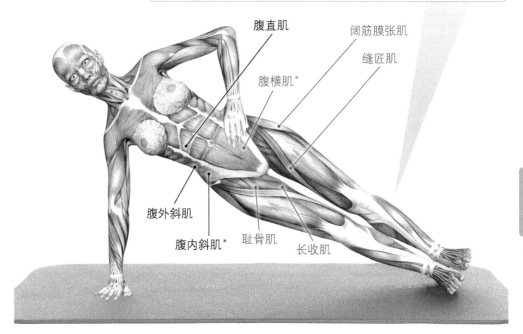

腹直肌　　　　阔筋膜张肌

　　　　　　　缝匠肌

腹横肌*

腹外斜肌

腹内斜肌*　　耻骨肌

　　　　　　长收肌

第7章

核心练习

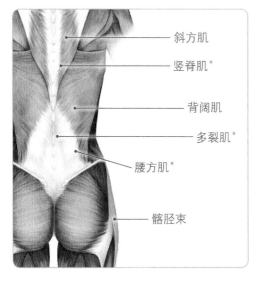

斜方肌

竖脊肌*

背阔肌

多裂肌*

腰方肌*

髂胫束

### ◆ 解析关键

黑色字体为主要锻炼的肌肉

灰色字体为次要锻炼的肌肉

# 对侧上举

锻炼目标
● 核心

锻炼器械
● 徒手

级别
● 中级

呼吸提示
● 全程均匀呼吸

注意 ⚠
● 若存在肘关节不适，则
不建议进行此项训练

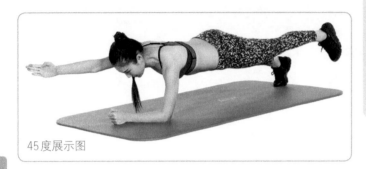

45度展示图

身体呈俯卧撑姿势，双臂弯曲，肘关节支撑于肩
部下方，背部挺直，核心收紧。右臂伸直沿耳边
向前抬起的同时，左腿向后伸直，抬起至尽可能
与地面平行，保持姿势至规定时间。

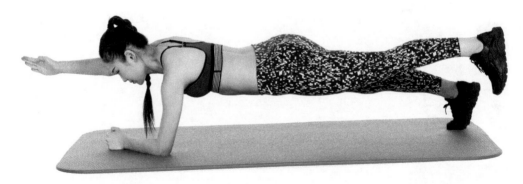

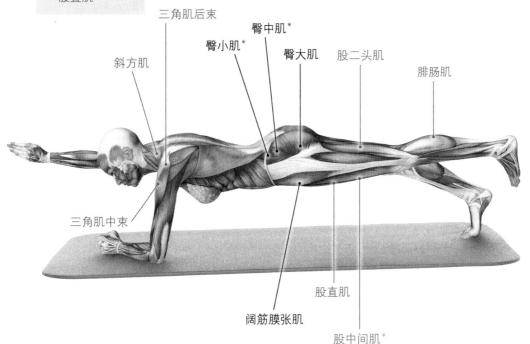

**最佳锻炼部位**

- 阔筋膜张肌
- 髂腰肌*
- 臀小肌*
- 臀中肌*
- 臀大肌
- 腹直肌

◆ **解析关键**

黑色字体为主要锻炼的肌肉

灰色字体为次要锻炼的肌肉

斜方肌

三角肌后束

臀小肌*

臀中肌*

臀大肌

股二头肌

腓肠肌

三角肌中束

阔筋膜张肌

股直肌

股中间肌*

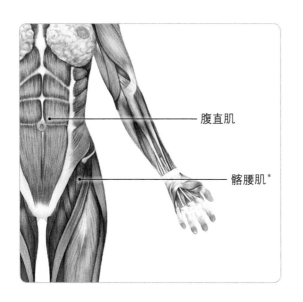

腹直肌

髂腰肌*

☀ **小提示**

运动过程中，尽可能保持身体呈一条直线，并保持稳定。

# 平板支撑

锻炼目标
- 核心

锻炼器械
- 徒手

级别
- 初级

呼吸提示
- 全程均匀呼吸

注意 ⚠
- 若存在腕关节不适，则不建议进行此项训练

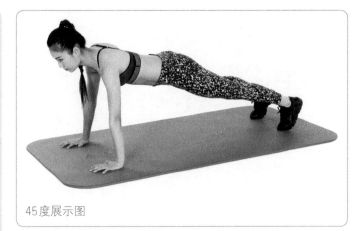

45度展示图

- 避免

肩部塌陷
背部松垮

- 正确做法

身体呈一条直线
保持核心收紧

身体呈俯卧撑姿势，双手间距与肩同宽，双臂伸直撑于肩部下方，保持背部挺直，核心收紧。保持动作至规定时间。

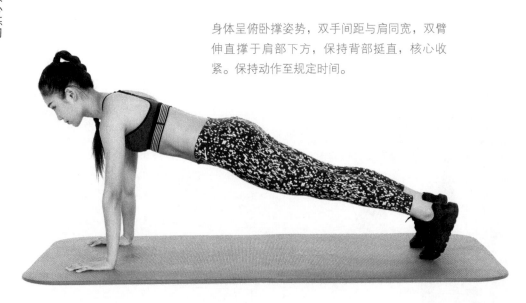

## ◆ 解析关键

黑色字体为主要锻炼的
肌肉

灰色字体为次要锻炼的
肌肉

### 🏃 最佳锻炼部位

- 腹直肌
- 斜方肌
- 菱形肌*

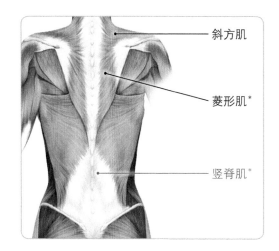

斜方肌

菱形肌*

竖脊肌*

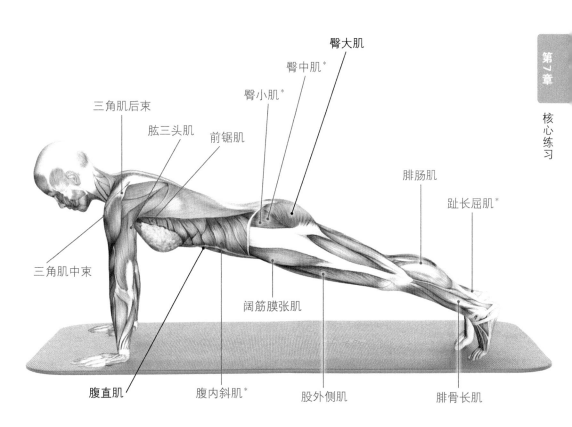

臀大肌

臀中肌*

臀小肌*

三角肌后束

肱三头肌

前锯肌

腓肠肌

趾长屈肌*

三角肌中束

阔筋膜张肌

腹直肌

腹内斜肌*

股外侧肌

腓骨长肌

# 屈膝卷腹

<table>
<tr><td>

- 避免

卷腹时，伸直腿抬离地面

</td><td>

- 正确做法

核心收紧，腹部发力
头部和上肩部抬离地面

</td></tr>
</table>

锻炼目标
- 核心

锻炼器械
- 徒手

级别
- 中级

呼吸提示
- 全程均匀呼吸

注意 ⚠
- 若存在腹部不适，则不
  建议进行此项训练

❶ 身体仰卧在地上，双手放于腰部下方，左腿屈膝，右腿伸
直，右脚脚后跟着地。

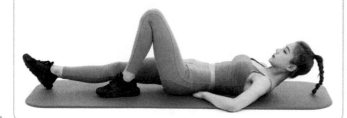

❷ 保持双腿姿势不变，向上卷腹。重复动作，
完成规定次数。

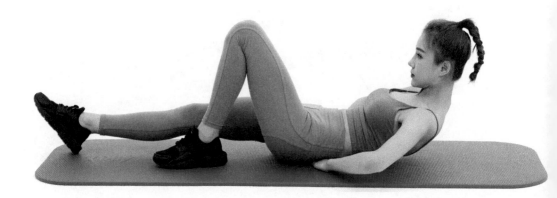

黑色字体为主要锻炼的
肌肉
灰色字体为次要锻炼的
肌肉

🏋 最佳锻炼部位

• 腹直肌

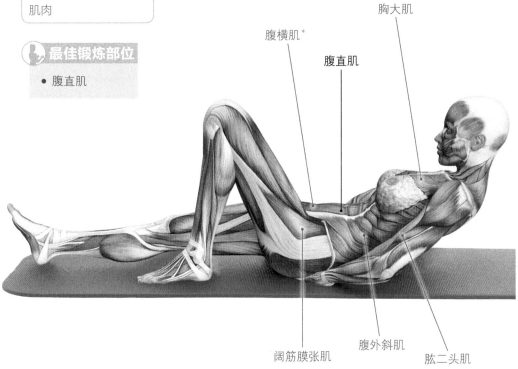

腹横肌*

腹直肌

胸大肌

阔筋膜张肌

腹外斜肌

肱二头肌

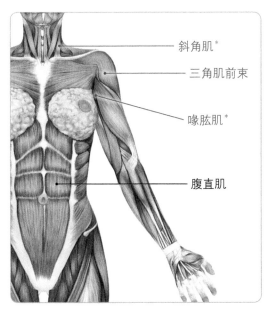

斜角肌*

三角肌前束

喙肱肌*

腹直肌

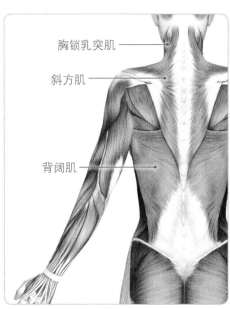

胸锁乳突肌

斜方肌

背阔肌

第7章

核心练习

| 157

# 臀桥卷腹

① 身体呈仰卧姿势，双腿屈膝，双脚撑地。双臂落于身体两侧。

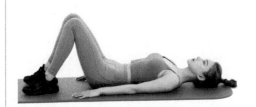

② 保持身体稳定，核心收紧，双腿向上提起。

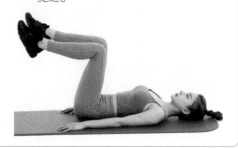

③ 保持核心收紧，双腿缓慢下放。

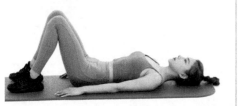

| • 避免 | • 正确做法 |
|---|---|
| 下背部抬离地面<br>双腿晃动 | 保持核心收紧<br>双腿屈膝约90度 |

④ 腹部发力，向上卷腹，大腿靠近胸部位置。

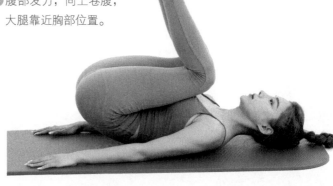

**锻炼目标**
- 核心
- 臀部

**锻炼器械**
- 徒手

**级别**
- 中级

**呼吸提示**
- 卷腹和抬臀时呼气，还原时吸气

**注意** ⚠
- 若存在髋部或腹部不适，则不建议进行此项训练

⑤ 双脚落地，臀部发力，呈臀桥姿势。重复动作，完成规定次数。

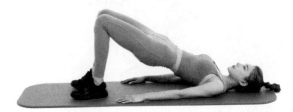

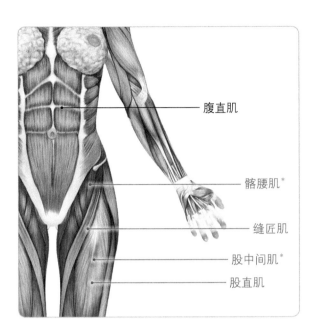

腹直肌

髂腰肌*

缝匠肌

股中间肌*

股直肌

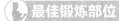
◆ **解析关键**

黑色字体为主要锻炼的
肌肉

灰色字体为次要锻炼的
肌肉

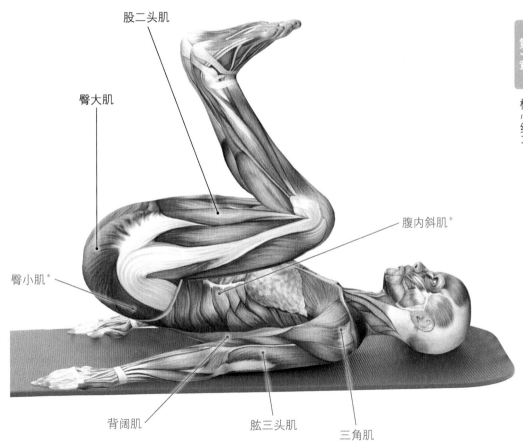

股二头肌

臀大肌

腹内斜肌*

臀小肌*

背阔肌

肱三头肌

三角肌

第7章

核心练习

# 地面腹斜肌卷腹

锻炼目标
- 核心

锻炼器械
- 徒手

级别
- 初级

呼吸提示
- 身体屈曲和旋转时呼气，还原时吸气

注意 ⚠️
- 若存在背部不适，则不建议进行此项训练

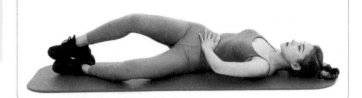

| • 避免 | • 正确做法 |
|---|---|
| 头颈部发力带动身体 | 腹部发力带动身体 |

❶ 下身向左侧倾斜，仰躺在地面上，双腿屈膝、右腿在上，左腿在下。右手放在头部右侧，左手放在腹部，下背部紧贴地面。

❷ 核心收紧，右侧肩膀抬起，同时向对侧斜着卷腹，感受腹部肌肉收缩，重复动作，完成规定次数。对侧亦然。

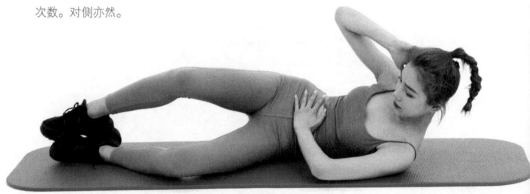

- 腹外斜肌
- 腹内斜肌*
- 腹直肌

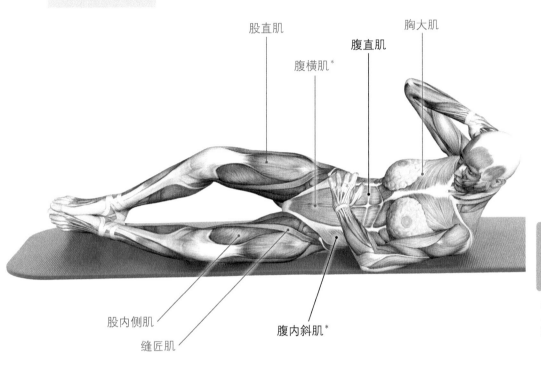

股直肌

腹横肌*

腹直肌

胸大肌

股内侧肌

缝匠肌

腹内斜肌*

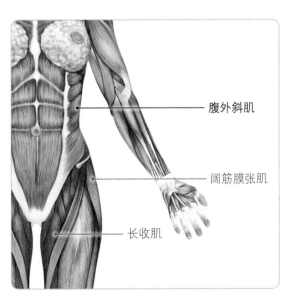

腹外斜肌

阔筋膜张肌

长收肌

### 解析关键

黑色字体为主要锻炼的
肌肉
灰色字体为次要锻炼的
肌肉

第7章

核心练习

# 摇滚自行车

① 身体呈坐姿，臀部支撑身体。上身略微后倾，双腿屈膝，双脚抬离地面，双手环抱膝盖。

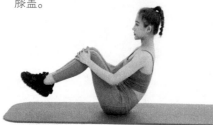

② 身体后仰，做后滚翻动作。臀部及下背部离开地面。

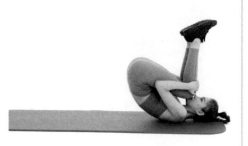

③ 恢复准备姿势，双手扶于头部两侧。

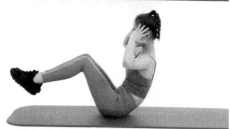

④ 上身向一侧扭转，手肘与对侧膝盖接触，双腿做蹬车动作。

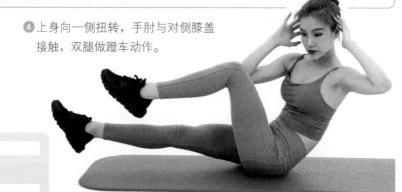

锻炼目标

• 核心

锻炼器械

• 徒手

级别

• 初级

呼吸提示 ◑

• 全程均匀呼吸

注意 ⚠

• 若存在背部或膝关节不适，则不建议进行此项训练

• 避免

双腿动作过快

• 正确做法

保持核心收紧
双腿交替动作

⑤ 上身向另一侧扭转，双腿做蹬车动作。重复动作，完成规定次数。

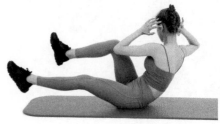

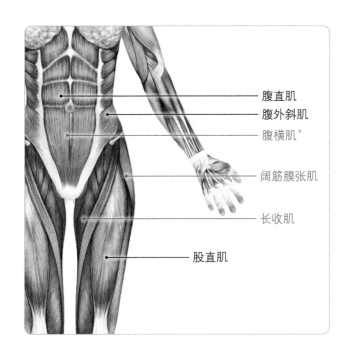

腹直肌
腹外斜肌
腹横肌*
阔筋膜张肌
长收肌
股直肌

◆ **解析关键**

黑色字体为主要锻炼的
肌肉
灰色字体为次要锻炼的
肌肉

**最佳锻炼部位**

- 腹直肌
- 腹内斜肌*
- 腹外斜肌
- 股直肌

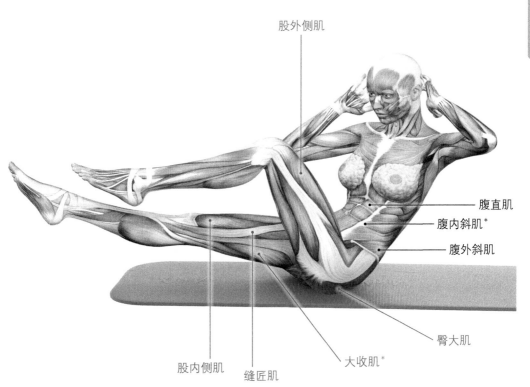

股外侧肌

腹直肌
腹内斜肌*
腹外斜肌

臀大肌

股内侧肌
缝匠肌
大收肌*

# 俯卧两头起

第7章

核心练习

| 避免 | 正确做法 |
|---|---|
| 使用爆发力进行动作<br>头部过度后仰 | 感受臀大肌、竖脊肌收缩发力<br>双臂始终保持伸直状态 |

**锻炼目标**
- 核心

**锻炼器械**
- 徒手

**级别**
- 高级

**呼吸提示**
- 上抬时呼气，还原时吸气

**注意** ⚠
- 若存在背部或腹部不适，则不建议进行此项训练

❶ 身体呈俯卧姿，双臂向头部上方伸展，双腿伸直。

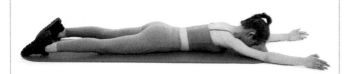

❷ 动作配合呼吸。呼气时，双臂和双腿同时向上抬离地面，稍作保持；吸气时，恢复准备姿势。重复动作，完成规定次数。

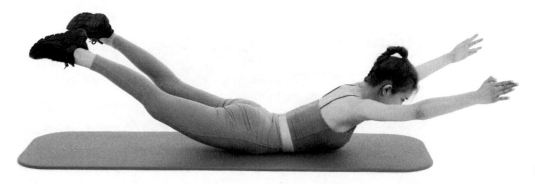

**◆　解析关键**

黑色字体为主要锻炼的
肌肉
灰色字体为次要锻炼的
肌肉

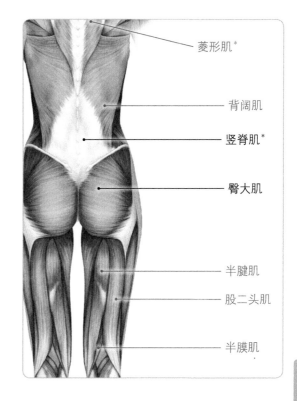

菱形肌*

背阔肌

竖脊肌*

**臀大肌**

半腱肌

股二头肌

半膜肌

第7章

核心练习

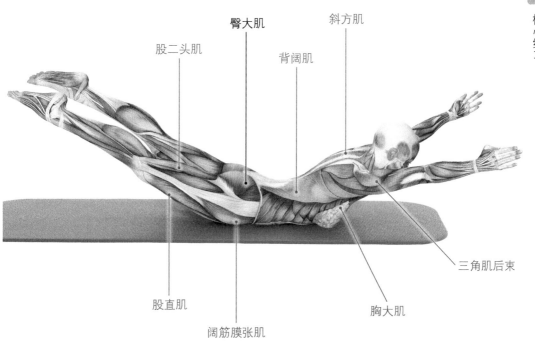

股二头肌

**臀大肌**

斜方肌

背阔肌

三角肌后束

股直肌

阔筋膜张肌

胸大肌

# 死虫动作

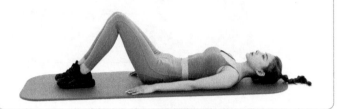

① 平躺于地面，双腿屈膝约90度，双脚撑地。双臂伸直，落于身体两侧。

• **避免**
身体随动作左右晃动

• **正确做法**
全程保持核心收紧
过程中腿部始终悬空

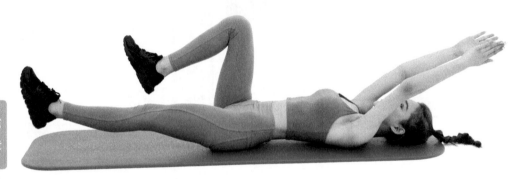

② 双臂向斜上方伸直，指向头顶方向。双腿抬离地面，左腿伸直，右腿屈膝。

③ 腹部发力，双腿交换姿势。重复动作，完成规定次数。

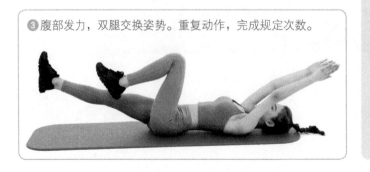

锻炼目标
• 核心

锻炼器械
• 徒手

级别
• 高级

呼吸提示
• 全程均匀呼吸

注意
• 若存在髋部不适，则不建议进行此项训练
• 防止腹部损伤

## 最佳锻炼部位

- 腹直肌
- 股直肌
- 阔筋膜张肌

## ◆ 解析关键

黑色字体为主要锻炼的肌肉

灰色字体为次要锻炼的肌肉

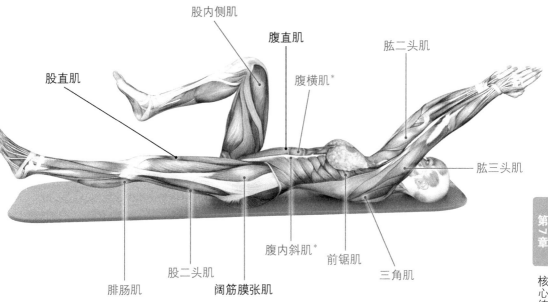

股内侧肌

**腹直肌**

肱二头肌

股直肌

腹横肌*

肱三头肌

腓肠肌

股二头肌

腹内斜肌*

前锯肌

三角肌

**阔筋膜张肌**

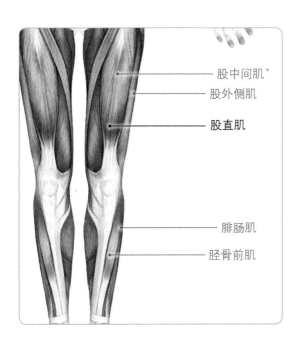

股中间肌*

股外侧肌

**股直肌**

腓肠肌

胫骨前肌

## ☼ 小提示

双腿交替运动，保证动作的协调性。

# 单腿上举

锻炼目标
- 核心

锻炼器械
- 徒手

级别
- 中级

呼吸提示
- 全程均匀呼吸

注意 ⚠
- 若存在肩部疼痛或肘关节不适，则不建议进行此项训练

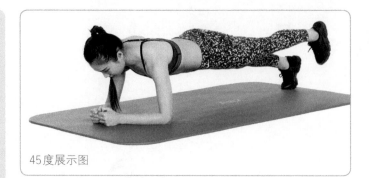

45度展示图

| 避免 | 正确做法 |
|------|---------|
| 撑起高度过高，肌肉承受压力过大 | 始终保持身体呈一条直线保持核心收紧 |

第7章 核心练习

身体呈俯卧撑姿势，双臂弯曲，肘关节支撑于肩部下方，背部挺直，核心收紧。双肘距离与肩同宽，左腿向后伸直抬起，右脚脚尖支撑于地面，保持姿势至规定时间。对侧亦然。

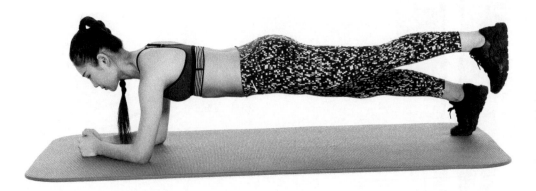

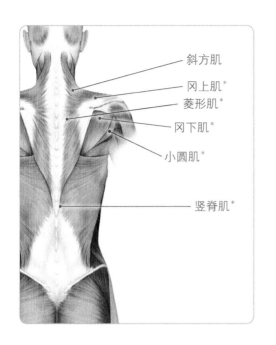

斜方肌
冈上肌*
菱形肌*
冈下肌*
小圆肌*
竖脊肌*

**最佳锻炼部位**

- 腹内斜肌*
- 腹直肌
- 腹外斜肌
- 臀大肌

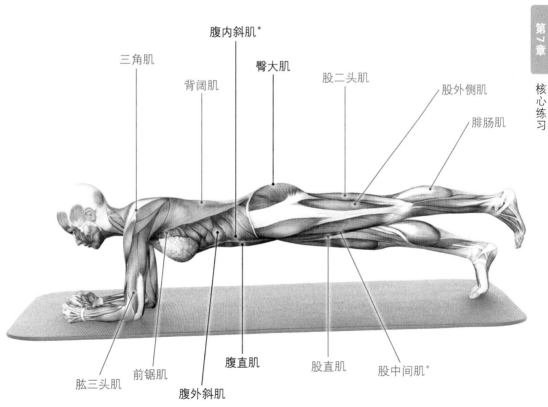

三角肌
背阔肌
腹内斜肌*
臀大肌
股二头肌
股外侧肌
腓肠肌

肱三头肌
前锯肌
腹外斜肌
腹直肌
股直肌
股中间肌*

# 侧桥

第7章

核心练习

| • **避免** | • **正确做法** |
|---|---|
| 髋部下塌 | 身体尽可能保持一条直线<br>保持核心收紧 |

**锻炼目标**
• 核心

**锻炼器械**
• 徒手

**级别**
• 中级

**呼吸提示**
• 全程均匀呼吸

**注意** ⚠
• 若存在肩部不适或腕关节疼痛，则不建议进行此项训练

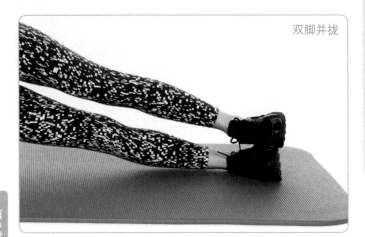

双脚并拢

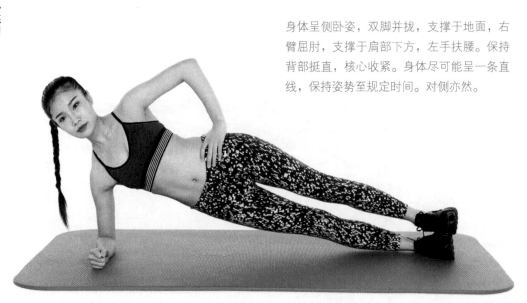

身体呈侧卧姿，双脚并拢，支撑于地面，右臂屈肘，支撑于肩部下方，左手扶腰。保持背部挺直，核心收紧。身体尽可能呈一条直线，保持姿势至规定时间。对侧亦然。

## 变式练习

双腿屈膝，非支撑手臂上举。

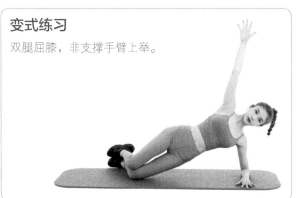

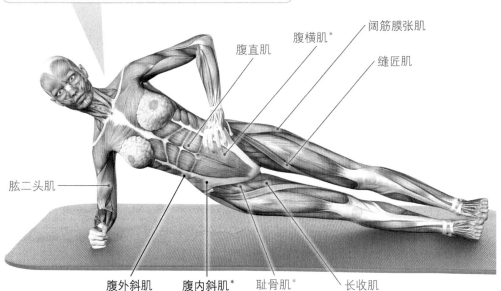

### 最佳锻炼部位

- 腹外斜肌
- 腹内斜肌*
- 腰方肌*

腹横肌*

腹直肌

阔筋膜张肌

缝匠肌

肱二头肌

腹外斜肌  腹内斜肌*  耻骨肌*  长收肌

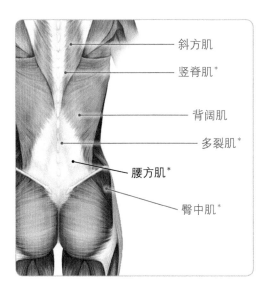

斜方肌

竖脊肌*

背阔肌

多裂肌*

腰方肌*

臀中肌*

### 解析关键

黑色字体为主要锻炼的肌肉

灰色字体为次要锻炼的肌肉

第7章

核心练习

# 反向90度–90度旋转

① 身体仰卧在瑜伽垫上，双臂伸直向身体两侧展开，掌心向上。屈膝、屈髋约90度，双腿向上提起。

② 保持上半身固定，双腿向身体左侧扭转，左腿接触地面，保持动作。

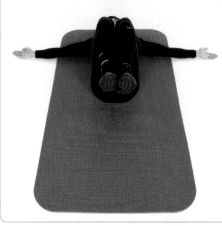

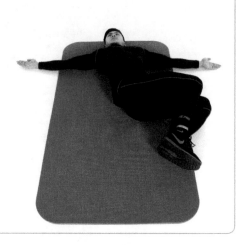

第7章

核心练习

● **避免**

用力向两侧摆动双腿
双臂抬离地面

● **正确做法**

保持上背部挺直并
紧贴地面

③ 双腿继续向右侧扭转，保持姿势至规定时间。重复动作，完成规定次数。

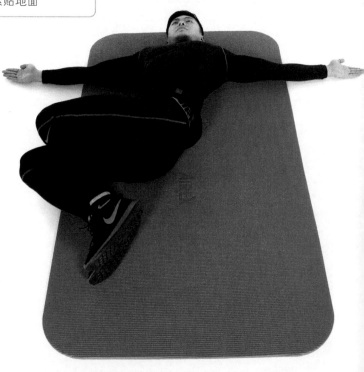

**锻炼目标**

● 核心
● 大腿

**锻炼器械**

● 徒手

**级别**

● 中级

**呼吸提示**

● 全程均匀呼吸

**注意** ⚠

● 防止背部损伤
● 防止髋部损伤

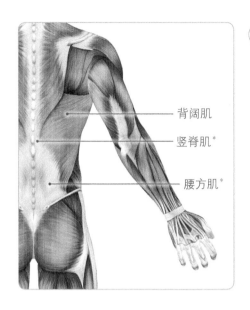

背阔肌

竖脊肌*

腰方肌*

最佳锻炼部位

- 股直肌
- 腹外斜肌
- 腹内斜肌*
- 腹直肌

◆ 解析关键

黑色字体为主要锻炼的
肌肉

灰色字体为次要锻炼的
肌肉

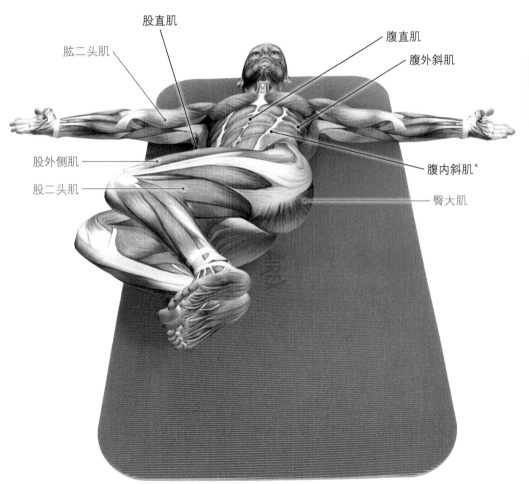

股直肌

肱二头肌

腹直肌

腹外斜肌

股外侧肌

股二头肌

腹内斜肌*

臀大肌

第7章

核心练习

# 坐姿旋体

锻炼目标
- 核心

锻炼器械
- 徒手

级别
- 初级

呼吸提示
- 全程均匀呼吸

注意 ⚠
- 若存在背部或腹部不适，则不建议进行此项训练

❶ 身体呈坐姿，双腿屈膝，双脚脚后跟撑地，脚尖向上。背部挺直，双手扶于头部两侧。

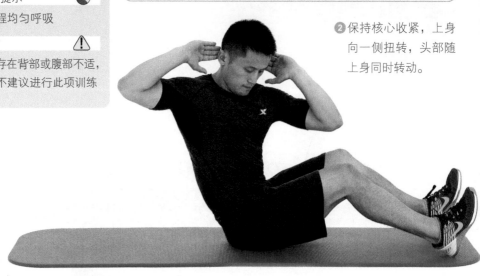

❷ 保持核心收紧，上身向一侧扭转，头部随上身同时转动。

❸ 继续运动，继续向对侧扭转。

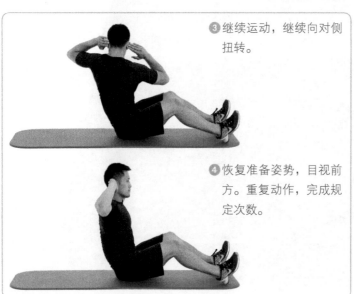

❹ 恢复准备姿势，目视前方。重复动作，完成规定次数。

- 避免

  背部弯曲
  上身过度后仰

- 正确做法

  核心收紧，背部挺直
  保证躯干稳定

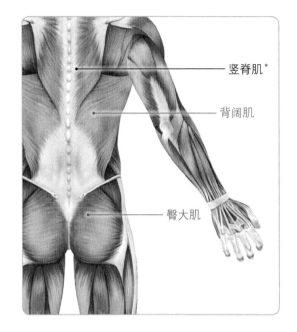

最佳锻炼部位

- 竖脊肌*
- 腹直肌
- 腹外斜肌
- 腹内斜肌*

◆ 解析关键

黑色字体为主要锻炼的
肌肉
灰色字体为次要锻炼的
肌肉

竖脊肌*

背阔肌

臀大肌

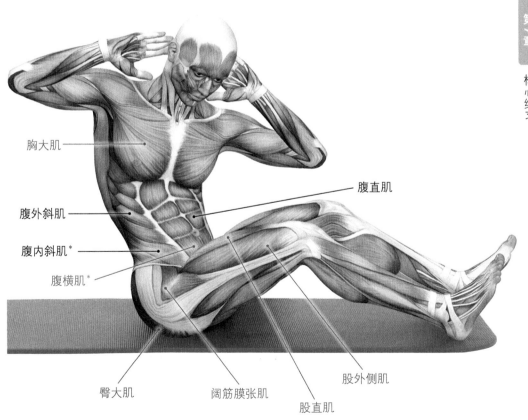

胸大肌

腹外斜肌

腹内斜肌*

腹横肌*

臀大肌

阔筋膜张肌

股直肌

股外侧肌

腹直肌

# 坐姿百次拍击

① 身体呈坐姿，屈膝屈髋，双腿抬起，双臂伸直，位于双腿两侧，上身后仰。

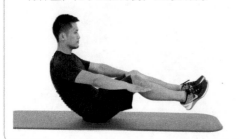

② 保持身体姿势不变，双手向下拍击地面。

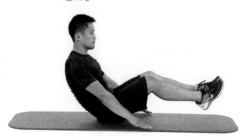

| 锻炼目标 |
| --- |
| ● 核心 |

| 锻炼器械 |
| --- |
| ● 徒手 |

| 级别 |
| --- |
| ● 中级 |

| 呼吸提示 |
| --- |
| ● 全程均匀呼吸 |

| 注意 ⚠ |
| --- |
| ● 防止肩部损伤 |

**● 避免**

动作过于匆忙
身体前后晃动

**● 正确做法**

拍击时双腿悬空
核心收紧，背部挺直，身体稳定

③ 继续运动，双臂向上抬起至尽可能与地面平行。

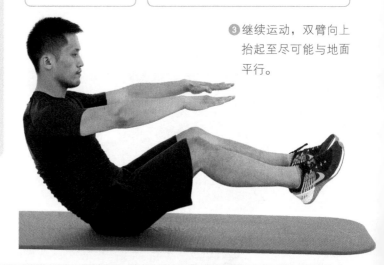

④ 保持身体稳定，双手继续向下拍击。

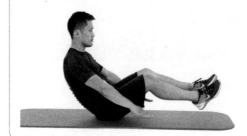

⑤ 动作完成，双脚脚后跟撑地，双手扶于地面。重复动作，完成规定次数。

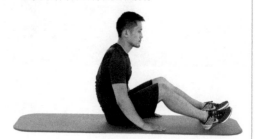

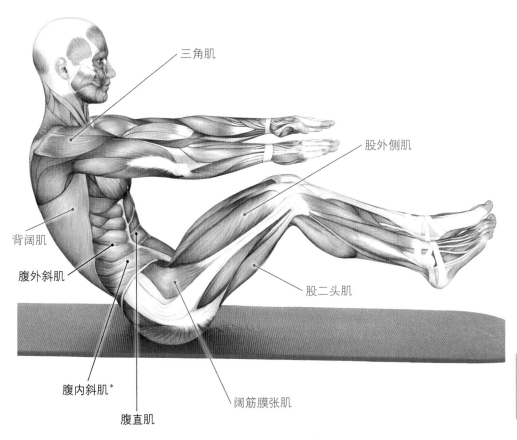

三角肌

股外侧肌

背阔肌

腹外斜肌

股二头肌

腹内斜肌*

阔筋膜张肌

腹直肌

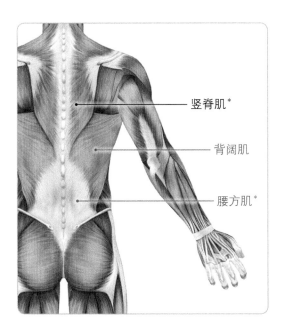

竖脊肌*

背阔肌

腰方肌*

### 最佳锻炼部位

- 腹直肌
- 腹外斜肌
- 腹内斜肌*
- 竖脊肌*

### ◆ 解析关键

黑色字体为主要锻炼的肌肉

灰色字体为次要锻炼的肌肉

# 三角卷腹

锻炼目标
- 核心

锻炼器械
- 徒手

级别
- 中级

呼吸提示
- 全程均匀呼吸

注意 ⚠️
- 若存在腹部不适，则不建议进行此项训练

- **避免**

双脚或膝盖随上身运动而偏转

- **正确做法**

核心收紧，感受腹部肌肉发力
上身转动时，手臂始终伸直

① 身体呈仰卧姿势，屈膝屈髋，双脚撑地，双臂伸直向上尽可能与地面垂直，双手紧握。

② 核心收紧，向上卷腹，同时上身向左侧偏转，双臂落于左腿外侧。

③ 恢复准备姿势。

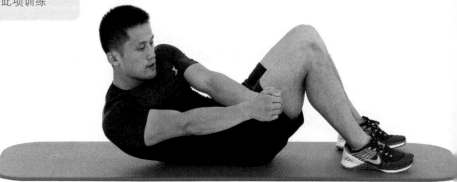

④ 保持核心收紧，再次向上卷腹，上身向右侧偏转，双手落于右腿外侧。

⑤ 动作完成，恢复准备姿势。

⑥ 腹部发力，向上卷腹，双臂向下，落于双腿中间。稍作停顿。

⑦ 动作完成，恢复准备姿势。重复动作，完成规定次数。

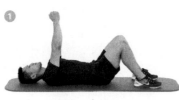

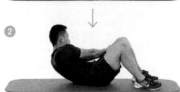

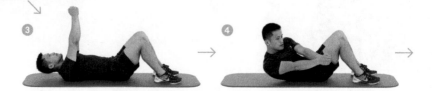

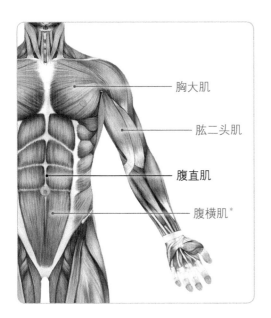

胸大肌

肱二头肌

**腹直肌**

腹横肌*

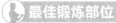

- 腹直肌
- 腹内斜肌*
- 腹外斜肌

◆ **解析关键**

黑色字体为主要锻炼的肌肉

灰色字体为次要锻炼的肌肉

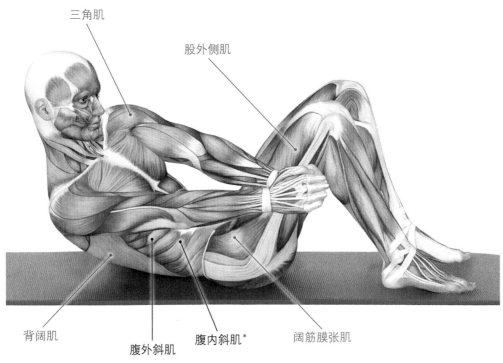

三角肌

股外侧肌

背阔肌

腹外斜肌

腹内斜肌*

阔筋膜张肌

第7章

核心练习

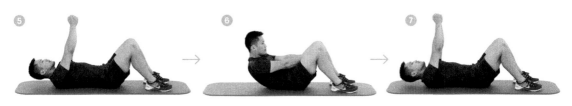

⑤ → ⑥ → ⑦

# 弓步后转体

| • 避免 | • 正确做法 |
|---|---|
| 身体前后倾倒<br>膝盖超过脚尖 | 核心保持收紧<br>手臂尽可能与地面平行 |

❶ 身体呈直立姿势，挺胸收腹。

❷ 右腿向前迈步，呈弓步姿势，双臂伸直，前平举于胸前。

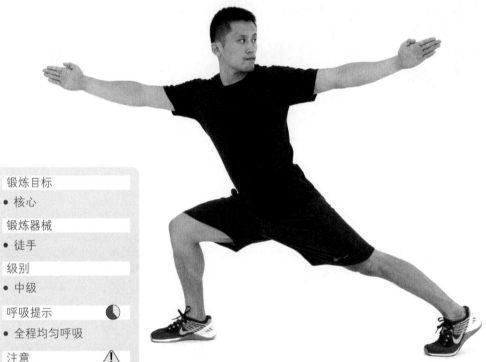

**锻炼目标**
• 核心

**锻炼器械**
• 徒手

**级别**
• 中级

**呼吸提示**
• 全程均匀呼吸

**注意** ⚠
• 防止髋部损伤

❸ 保持身体稳定，上身转向前腿对侧，同时向后伸展对侧手臂，目视指尖方向。稍作停顿。

❹ 恢复站立姿势。

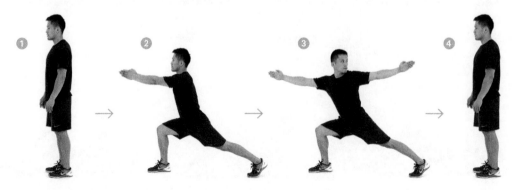

### ◆ 解析关键

黑色字体为主要锻炼的肌肉

灰色字体为次要锻炼的肌肉

### 最佳锻炼部位

- 腹直肌
- 腹内斜肌*
- 腹外斜肌
- 胸大肌

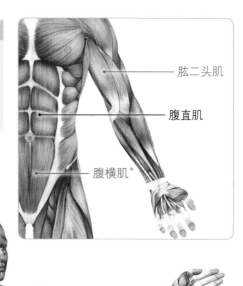

肱二头肌

腹直肌

腹横肌*

三角肌

胸大肌

腹直肌

腹内斜肌*

腹外斜肌

阔筋膜张肌

腓肠肌

股直肌

股外侧肌

❺ 左脚向前迈步，呈弓步姿势，双臂伸直，前平举于胸前。

❻ 保持身体稳定，上身转向前腿对侧，同时向后伸展对侧手臂，目视指尖方向。

❼ 动作完成，恢复准备姿势。重复动作，完成规定次数。

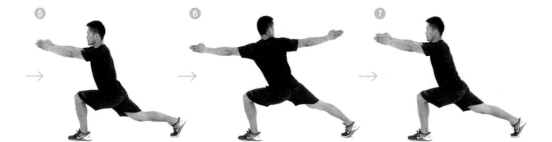

❺ → ❻ → ❼

# 动态平板支撑

① 身体呈俯卧撑姿势，双臂伸直支撑于肩部下方，背部挺直，核心收紧。

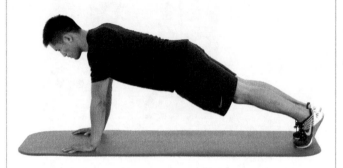

② 保持身体稳定，左臂屈肘，小臂支撑于地面。

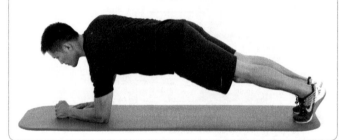

| 锻炼目标 |
| --- |
| • 核心 |

| 锻炼器械 |
| --- |
| • 徒手 |

| 级别 |
| --- |
| • 中级 |

呼吸提示

• 发力时呼气，还原时吸气

注意 ⚠

• 若存在肘关节或腹部不适，则不建议进行此项训练

---

| • 避免 | • 正确做法 |
| --- | --- |
| 动作速度过快 | 肘关节屈伸时，保持身体平衡 背部保持挺直 |

③ 右臂屈肘，小臂支撑于地面。恢复准备姿势，双臂依次撑地。重复动作，完成规定次数。

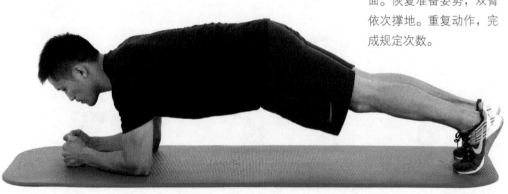

## 解析关键

黑色字体为主要锻炼的肌肉

灰色字体为次要锻炼的肌肉

## 最佳锻炼部位

- 腹直肌
- 竖脊肌*
- 三角肌
- 肱三头肌

背阔肌

三角肌

腰方肌*

股二头肌

腓肠肌

肱三头肌

腹直肌

股直肌

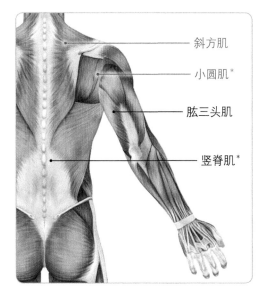

斜方肌

小圆肌*

肱三头肌

竖脊肌*

## 小提示

运动过程中，核心始终保持收紧的状态。

# 虫式卷腹

① 身体呈仰卧姿，屈膝屈髋，双脚撑地。双臂伸直落于身体两侧。

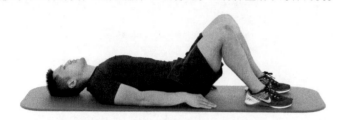

- 避免

头颈部发力带动
身体
扭转幅度过大

- 正确做法

保持核心收紧

② 右手扶于耳侧，左手落于腹部，向右上方
卷腹，同时右腿向上抬起。

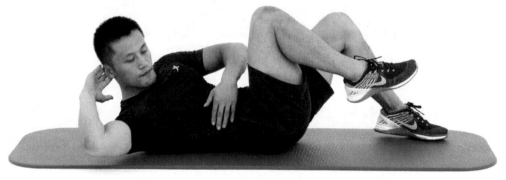

**锻炼目标**
- 核心

**锻炼器械**
- 徒手

**级别**
- 中级

**呼吸提示**
- 卷腹时呼气，还原时
吸气

**注意**
- 若存在髋部或膝关节不
适，则不建议进行此项
训练

③ 左手扶于耳侧，右手落于腹部，向左上方卷腹，同时左腿
向上抬起，两侧交替进行。

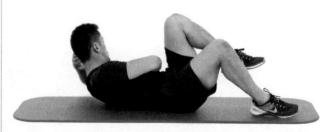

④ 动作完成，恢复准备姿势。重复动作，完成规定次数。

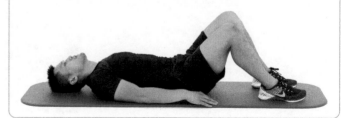

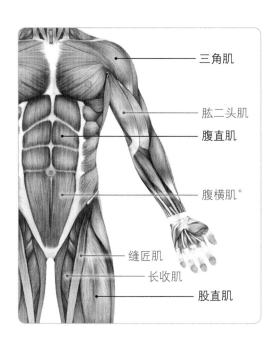

三角肌

肱二头肌

**腹直肌**

腹横肌*

缝匠肌

长收肌

**股直肌**

**最佳锻炼部位**

- 腹直肌
- 腹外斜肌
- 腹内斜肌*
- 股直肌
- 三角肌

◆ **解析关键**

黑色字体为主要锻炼的
肌肉
灰色字体为次要锻炼的
肌肉

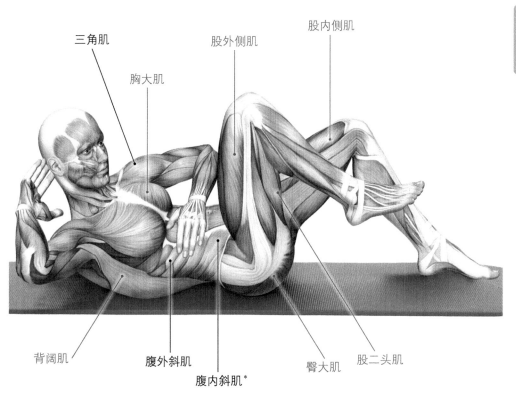

三角肌

胸大肌

股外侧肌

股内侧肌

背阔肌

**腹外斜肌**

**腹内斜肌***

臀大肌

股二头肌

# V字起坐

① 身体呈仰卧姿势，屈膝屈髋，大腿尽可能与地面垂直。双臂伸直向上，尽可能平行于地面。

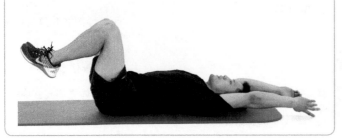

**锻炼目标**
- 核心

**锻炼器械**
- 徒手

**级别**
- 初级

**呼吸提示**
- 收腹时呼气，还原时吸气

**注意** ⚠
- 防止腹部损伤

② 核心收紧发力，上身抬起，同时，双手触摸脚踝两侧。

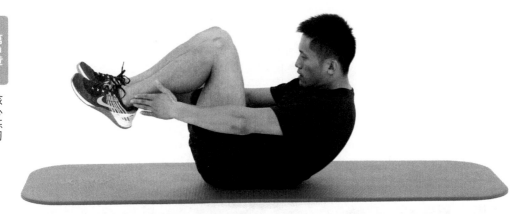

- **避免**

  头颈部发力带动身体

  身体左右晃动

- **正确做法**

  双臂保持伸直

③ 恢复准备姿势。重复动作，完成规定次数。

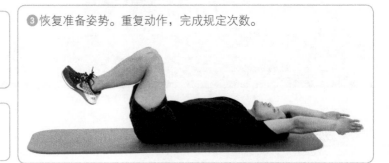

第7章

核心练习

最佳锻炼部位

- 腹直肌
- 腹内斜肌*
- 三角肌
- 背阔肌
- 腹外斜肌

### ◆ 解析关键

黑色字体为主要锻炼的
肌肉
灰色字体为次要锻炼的
肌肉

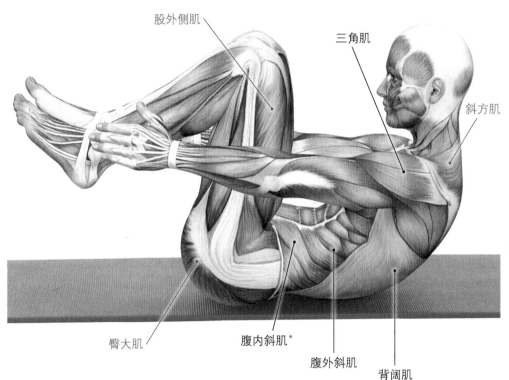

股外侧肌

三角肌

斜方肌

臀大肌

腹内斜肌*

腹外斜肌

背阔肌

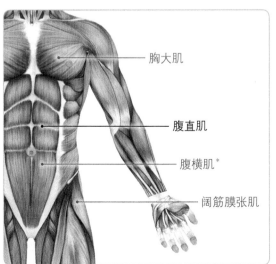

胸大肌

腹直肌

腹横肌*

阔筋膜张肌

### ☀ 小提示

运动过程中，双腿位置尽可能保持
固定。

第7章

核心练习

# 08

CHAPTER EIGHT

# 第8章
# 臀部练习

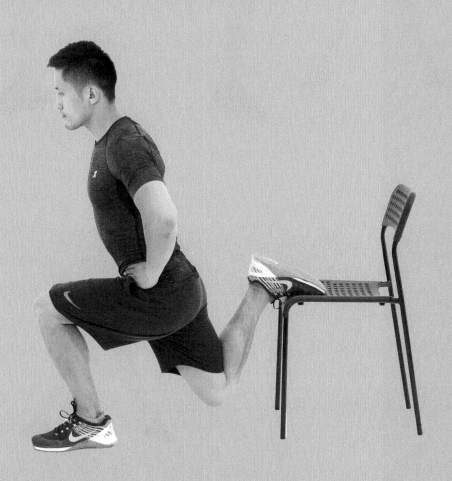

# 宽距深蹲

① 由站姿开始。双脚间距约为两倍肩宽，脚尖向外，双手扶腰，目视前方。

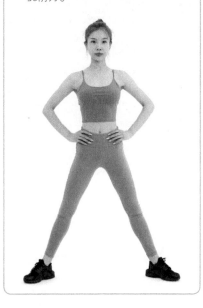

② 双腿屈膝下蹲，大腿尽可能与地面平行，膝盖方向与脚尖方向保持一致。

③ 恢复准备姿势。重复动作，完成规定次数。

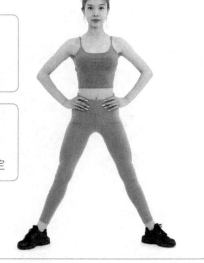

锻炼目标
- 臀肌

锻炼器械
- 徒手

级别
- 中级

呼吸提示
- 全程均匀呼吸

注意 ⚠
- 若存在膝关节不适，则不建议进行此项训练

- 避免
双肩上耸
膝盖超过脚尖

- 正确做法
上身挺直，核心收紧
呈蹲姿，躯干保持稳定

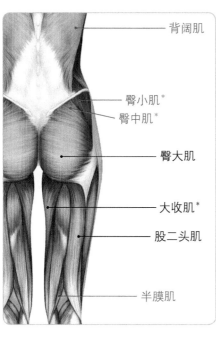

背阔肌

臀小肌*
臀中肌*

臀大肌

大收肌*

股二头肌

半膜肌

🌀 **最佳锻炼部位**

- 臀大肌
- 股直肌
- 股内侧肌
- 大收肌*
- 股二头肌
- 缝匠肌

◆ **解析关键**

黑色字体为主要锻炼的肌肉

灰色字体为次要锻炼的肌肉

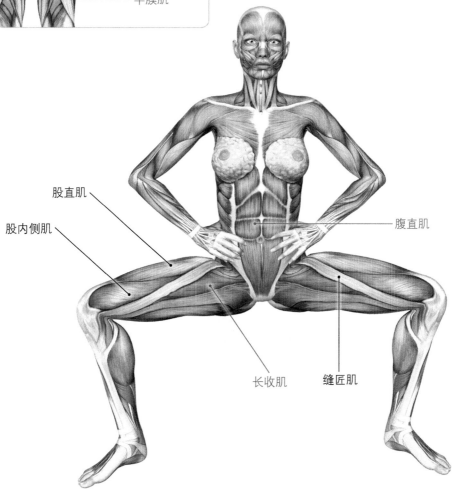

股直肌

股内侧肌

腹直肌

长收肌

缝匠肌

# 保加利亚深蹲

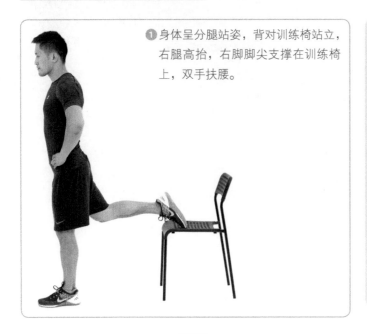

❶ 身体呈分腿站姿，背对训练椅站立，右腿高抬，右脚脚尖支撑在训练椅上，双手扶腰。

### 锻炼目标
- 臀部
- 大腿

### 锻炼器械
- 训练椅

### 级别
- 高级

### 呼吸提示
- 蹲起时吸气，下蹲时呼气

### 注意 ⚠
- 若存在膝关节不适，则不建议进行此项训练

- **避免**

  身体向一侧倾斜

  背部弯曲，上身前倾

- **正确做法**

  膝盖与脚尖方向一致

  躯干保持挺直

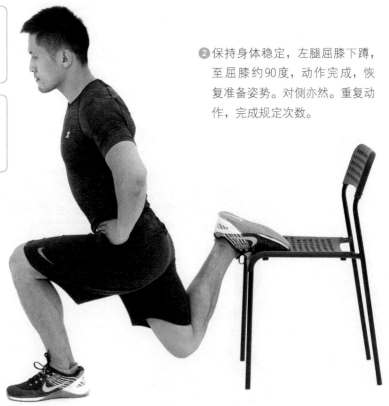

❷ 保持身体稳定，左腿屈膝下蹲，至屈膝约90度，动作完成，恢复准备姿势。对侧亦然。重复动作，完成规定次数。

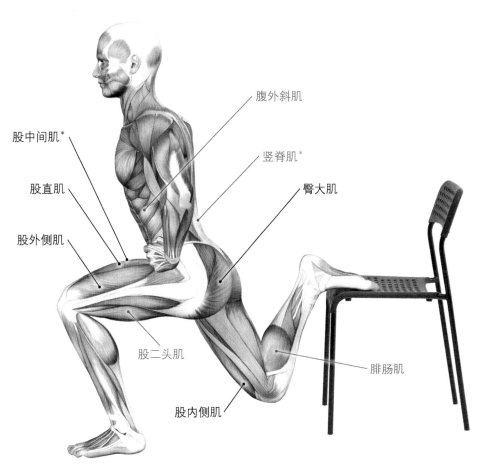

股中间肌*

股直肌

股外侧肌

腹外斜肌

竖脊肌*

臀大肌

股二头肌

股内侧肌

腓肠肌

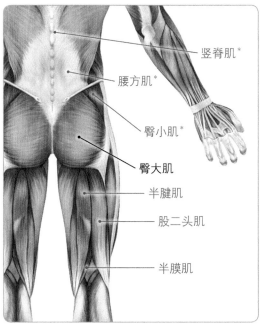

竖脊肌*

腰方肌*

臀小肌*

臀大肌

半腱肌

股二头肌

半膜肌

**最佳锻炼部位**

- 臀大肌
- 股直肌
- 股外侧肌
- 股中间肌*
- 股内侧肌

# 支撑抬腿

| ● 避免 | ● 正确做法 |
|---|---|
| 膝关节不完全伸展 | 核心收紧，背部挺直 |

❶ 身体呈俯卧撑姿势，双脚并拢，双臂伸直，双手位于肩部下方，双手间距略比肩宽。

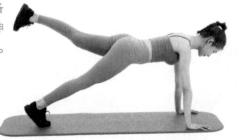

❷ 保持核心稳定，右腿伸直，向上抬起。

❸ 右脚回到准备姿势，左腿伸直，向上抬起。

❹ 动作完成，恢复准备姿势。重复动作，完成规定次数。

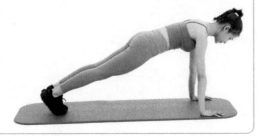

锻炼目标
● 臀部

锻炼器械
● 徒手

级别
● 初级

呼吸提示
● 抬腿时呼气，还原时吸气

注意 ⚠
● 若存在踝关节或肩部不适，则不建议进行此项训练

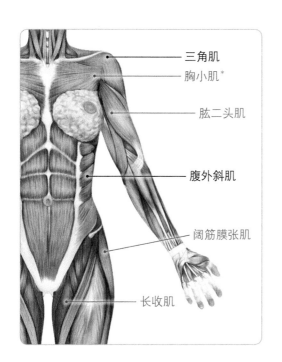

三角肌

胸小肌*

肱二头肌

腹外斜肌

阔筋膜张肌

长收肌

◆ 　**解析关键**

黑色字体为主要锻炼的
肌肉

灰色字体为次要锻炼的
肌肉

**最佳锻炼部位**

- 三角肌
- 肱三头肌
- 腹直肌
- 臀大肌
- 股直肌
- 腹外斜肌

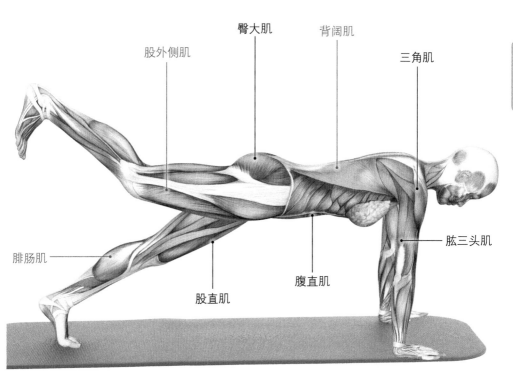

臀大肌

背阔肌

三角肌

股外侧肌

肱三头肌

腓肠肌

腹直肌

股直肌

# 臀桥提踵

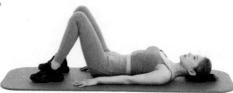

① 身体呈仰卧姿，双臂自然放于身体两侧，屈髋屈膝，双脚平放于地面。

② 臀部收紧，髋部抬起，使膝盖至肩部尽可能呈一条直线。

**锻炼目标**
- 小腿
- 臀部

**锻炼器械**
- 徒手

**级别**
- 中级

**呼吸提示**
- 上抬时呼气，还原时吸气

**注意**
- 若存在臀部或脚踝不适，则不建议进行此项训练

③ 保持身体姿势不变，双脚脚跟向上提起，脚尖点地。

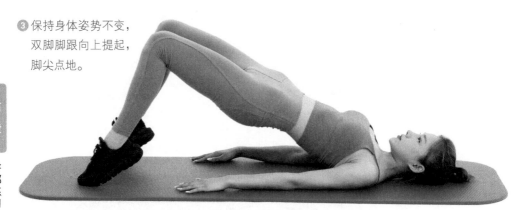

- **避免**

  髋部和下背部下落
  背部弓起

- **正确做法**

  保持核心收紧
  肩部至膝盖尽可能呈一条直线

④ 动作完成，双脚脚跟落地。

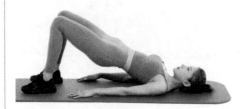

⑤ 臀部下放，恢复准备姿势。重复动作，完成规定次数。

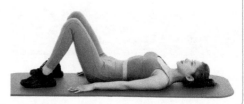

第8章 臀部练习

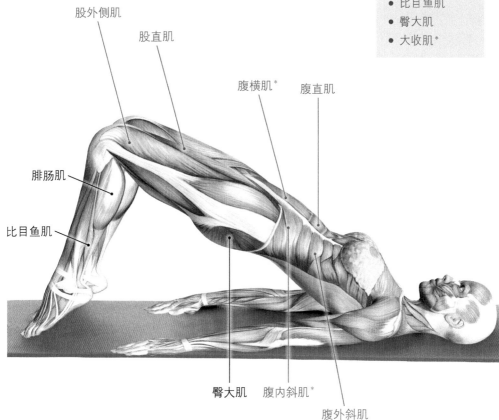

股外侧肌

股直肌

腹横肌*　腹直肌

腓肠肌

比目鱼肌

臀大肌　腹内斜肌*

腹外斜肌

第8章

臀部练习

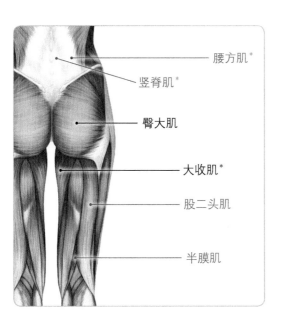

腰方肌*

竖脊肌*

臀大肌

大收肌*

股二头肌

半膜肌

◆　解析关键

黑色字体为主要锻炼的肌肉

灰色字体为次要锻炼的肌肉

# 跪姿抬膝

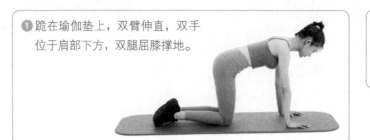

① 跪在瑜伽垫上，双臂伸直，双手
位于肩部下方，双腿屈膝撑地。

● **正确做法**

保持核心收紧

保持背部挺直

● **避免**

腿部抬起过高

② 保持核心收紧，
右腿屈膝提起，
尽可能外展至与
地面平行。

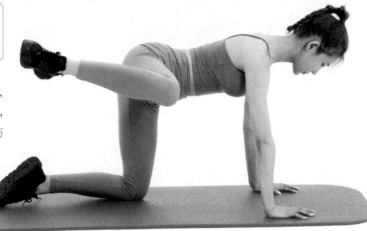

**锻炼目标**

● 臀部

**锻炼器械**

● 徒手

**级别**

● 中级

**呼吸提示**

● 全程均匀呼吸

**注意**

● 若存在髋部或肩部不适，
则不建议进行此项训练

③ 右腿下放，恢复准备姿势。

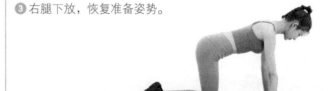

④ 稳定身体重心，左腿屈膝提起，尽可能外展至与地面平行。
重复动作，完成规定次数。

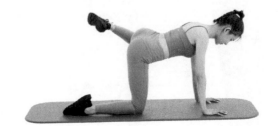

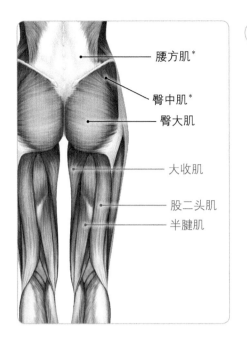

腰方肌*

臀中肌*

臀大肌

大收肌

股二头肌

半腱肌

最佳锻炼部位

- 腰方肌*
- 臀大肌
- 臀中肌*
- 腹直肌

◆ 解析关键

黑色字体为主要锻炼的肌肉

灰色字体为次要锻炼的肌肉

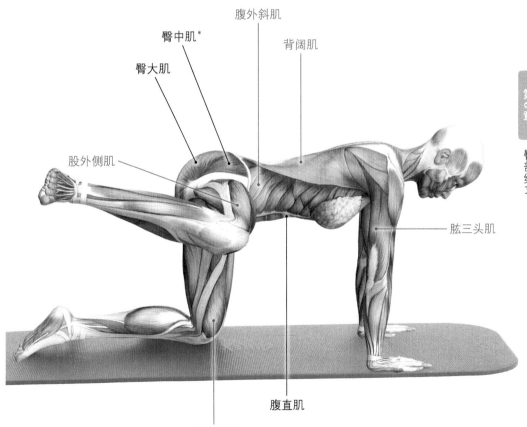

臀中肌*

腹外斜肌

背阔肌

臀大肌

股外侧肌

肱三头肌

腹直肌

股内侧肌

第8章

臀部练习

# 跪姿抬腿画圈

锻炼目标

● 臀部

锻炼器械

● 徒手

级别

● 中级

呼吸提示

● 全程均匀呼吸

注意 ⚠️

● 若存在髋部或肩部不适，
  则不建议进行此项训练

● **避免**

腿部过度抬高
腰部下塌

● **正确做法**

感受臀大肌、腘绳肌收缩发力
身体保持稳定，核心收紧

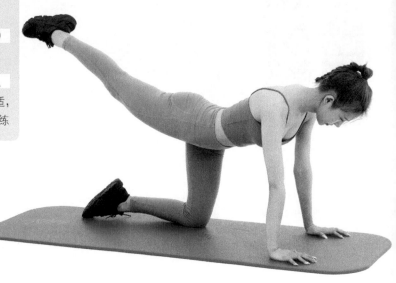

① 身体呈跪姿，双臂伸直，双手位于肩部下方，双
腿屈膝撑地。

② 保持核心稳定，右腿伸直向上抬起。

③ 背部挺直，保持身体稳定，右腿绷直，胯部发
力，带动右腿画圈。

④ 动作完成，恢复准备姿势。对侧亦然。重复动
作，完成规定次数。

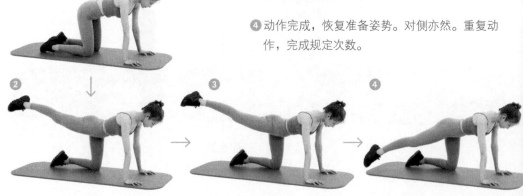

最佳锻炼部位

- 腹直肌
- 股二头肌
- 大收肌*
- 阔筋膜张肌

◆ **解析关键**

黑色字体为主要锻炼的肌肉

灰色字体为次要锻炼的肌肉

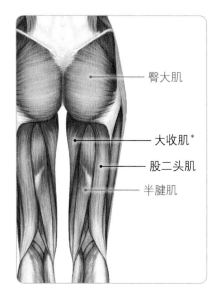

臀大肌

大收肌*

股二头肌

半腱肌

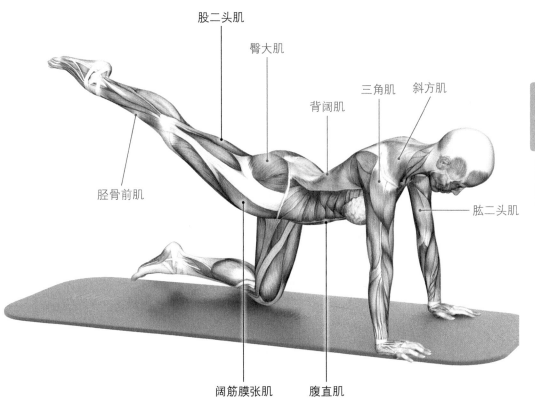

股二头肌

臀大肌

三角肌

斜方肌

背阔肌

胫骨前肌

肱二头肌

阔筋膜张肌

腹直肌

# 军步伸膝

第8章

臀部练习

| ● 避免 | ● 正确做法 |
|---|---|
| 背部弓起<br>髋部和臀部下落 | 核心收紧，腰背挺直，身体处在中立位 |

**锻炼目标**
- 臀部
- 核心

**锻炼器械**
- 徒手

**级别**
- 中级

**呼吸提示**
- 全程均匀呼吸

**注意** ⚠
- 防止臀部损伤
- 防止脚踝损伤

① 身体呈仰卧姿，双臂自然放于身体两侧，屈髋屈膝，脚尖勾起，臀部收紧，抬起髋部，直至肩部至膝盖尽可能呈一条直线。

② 左腿伸直，向上抬起。保持姿势至规定时间，对侧亦然。重复动作，完成规定次数。

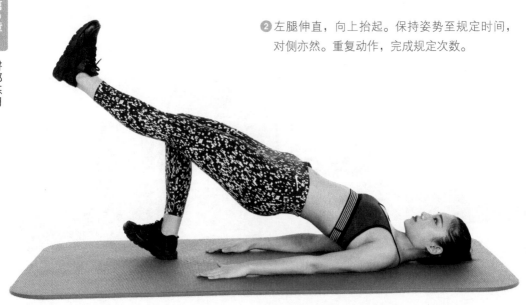

最佳锻炼部位

- 臀大肌
- 股直肌
- 股二头肌
- 半腱肌
- 腰方肌*
- 腹直肌

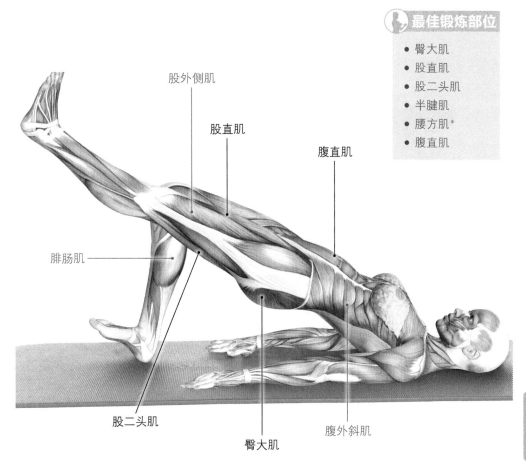

股外侧肌

股直肌

腹直肌

腓肠肌

股二头肌

臀大肌

腹外斜肌

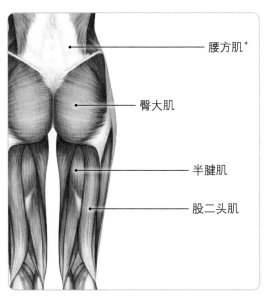

腰方肌*

臀大肌

半腱肌

股二头肌

### ◆ 解析关键

黑色字体为主要锻炼的
肌肉

灰色字体为次要锻炼的
肌肉

第8章

臀部练习

# 平板支撑交替抬腿

① 身体呈俯卧撑姿势，双臂屈肘撑地。

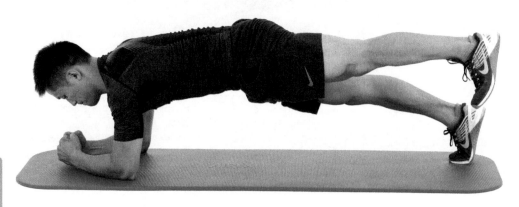

- **避免**

  背部松弛下垂

- **正确做法**

  核心收紧，背部挺直
  抬起腿的脚后跟微微高
  于臀部

② 保持核心收紧，臀部发力，左腿伸直向上抬起。

**锻炼目标**

- 臀部

**锻炼器械**

- 徒手

**级别**

- 中级

**呼吸提示**

- 全程均匀呼吸

**注意** ⚠

- 防止肩部损伤
- 防止髋部损伤

③ 保持身体稳定，恢复准备姿势。

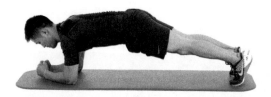

④ 核心收紧，右腿伸直向上抬起。双腿交替。重复动作，完成规定次数。

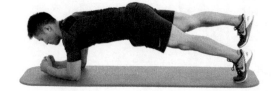

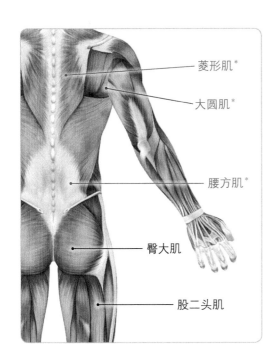

菱形肌*

大圆肌*

腰方肌*

臀大肌

股二头肌

**◆ 解析关键**

黑色字体为主要锻炼的肌肉
灰色字体为次要锻炼的肌肉

**最佳锻炼部位**

- 臀大肌
- 腹直肌
- 三角肌
- 股直肌
- 股二头肌

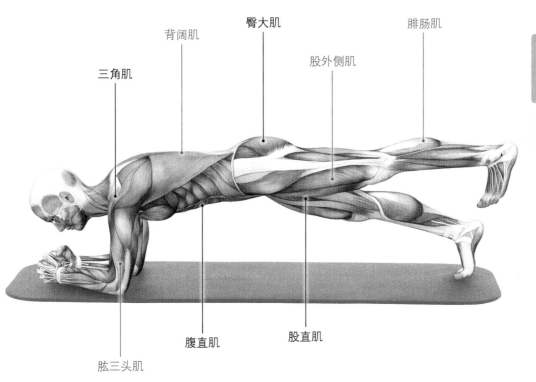

臀大肌

背阔肌

腓肠肌

股外侧肌

三角肌

腹直肌

股直肌

肱三头肌

# 跪姿后踢腿

- **避免**

  腿部抬起过高

- **正确做法**

  臀大肌、腘绳肌收缩发力

  身体稳定，核心收紧

❶ 身体呈跪姿，上身下俯，双臂伸直，双手位于肩部下方。

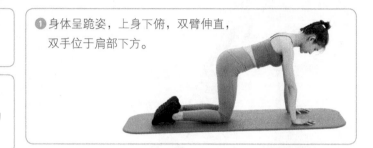

❷ 保持核心收紧，右腿伸直并向后抬起。

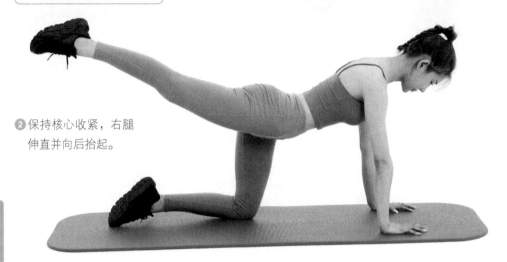

❸ 动作完成，恢复准备姿势。

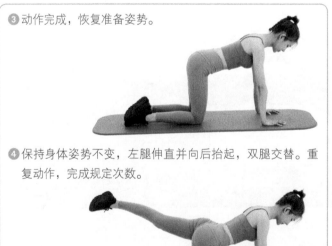

❹ 保持身体姿势不变，左腿伸直并向后抬起，双腿交替。重复动作，完成规定次数。

**锻炼目标**

- 臀部

**锻炼器械**

- 徒手

**级别**

- 中级

**呼吸提示**

- 全程均匀呼吸

**注意** ⚠

- 防止髋部损伤

◆ **解析关键**

黑色字体为主要锻炼的
肌肉
灰色字体为次要锻炼的
肌肉

**最佳锻炼部位**

- 臀大肌
- 臀中肌*
- 股直肌
- 股二头肌
- 腹直肌
- 半腱肌
- 半膜肌

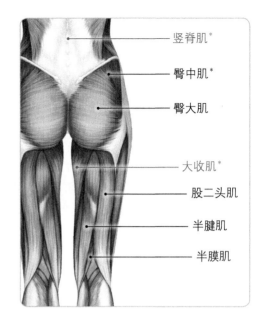

竖脊肌*
臀中肌*
臀大肌
大收肌*
股二头肌
半腱肌
半膜肌

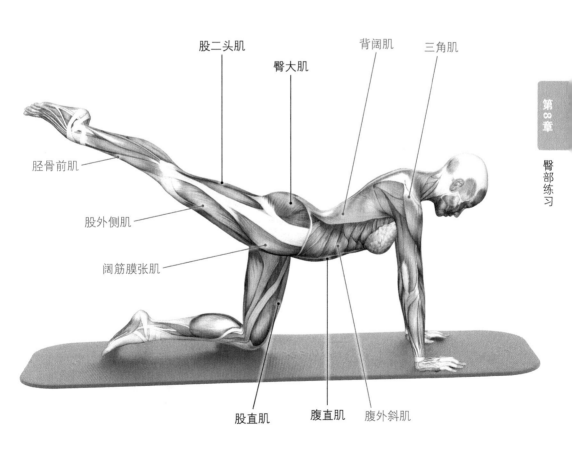

股二头肌　　臀大肌　　背阔肌　　三角肌

胫骨前肌

股外侧肌

阔筋膜张肌

股直肌　　腹直肌　　腹外斜肌

第8章

臀部练习

# 贝壳练习

① 身体呈侧卧姿，内侧手臂弯曲、置于头部下方，外侧手臂撑住胸部前方地面，双腿并拢、屈膝。

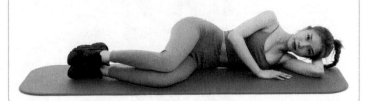

- 避免

  身体前后晃动

  骨盆发生转动

- 正确做法

  背部挺直，核心收紧

  始终保持骨盆向前

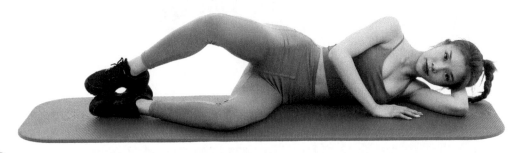

② 腹部和臀部收紧，髋部外侧肌群发力使外侧的腿向上抬起，保持动作。

锻炼目标

- 髋部
- 臀部

锻炼器械

- 徒手

级别

- 初级

呼吸提示 ◑

- 髋部外旋时呼气，还原时吸气

注意 ⚠

- 若存在髋部不适，则不建议进行此项训练

③ 恢复准备姿势。重复动作，完成规定次数。

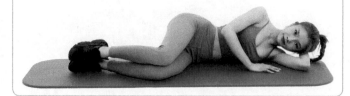

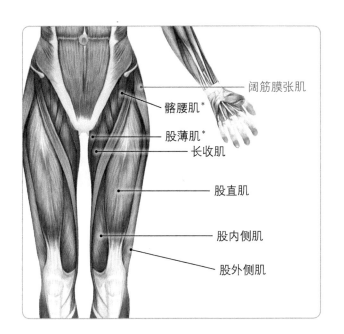

阔筋膜张肌

髂腰肌*

股薄肌*

长收肌

股直肌

股内侧肌

股外侧肌

最佳锻炼部位

- 股外侧肌
- 长收肌
- 股薄肌*
- 臀大肌
- 髂腰肌*
- 股内侧肌
- 股直肌

◆ **解析关键**

黑色字体为主要锻炼的
肌肉

灰色字体为次要锻炼的
肌肉

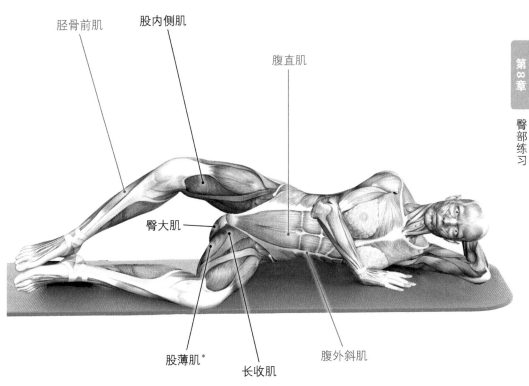

胫骨前肌

股内侧肌

腹直肌

臀大肌

股薄肌*

长收肌

腹外斜肌

# 侧卧-转动双腿

- 避免

上身前后偏转

- 正确做法

上身保持不动
臀部发力带动双腿

❶ 身体呈侧卧姿，头部枕在左肘，右手支撑地面。

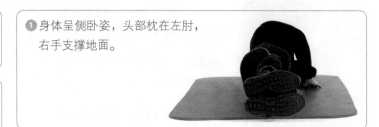

❷ 双腿并拢伸直抬离地面。

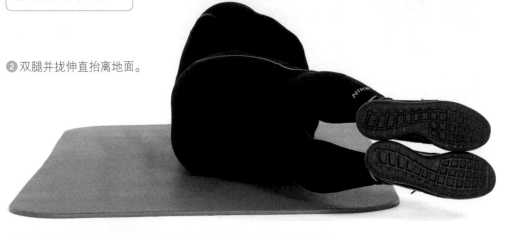

❸ 保持身体稳定，双腿沿一个方向转动。

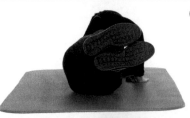

❹ 双腿转动一周。

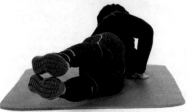

❺ 动作完成，恢复准备姿势。重复动作，完成规定次数。

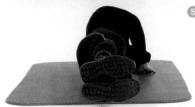

锻炼目标

- 核心
- 臀部

锻炼器械

- 徒手

级别

- 中级

呼吸提示

- 全程均匀呼吸

注意

- 若存在髋部不适，则不建议进行此项训练

第8章

臀部练习

- 腹直肌
- 腹外斜肌
- 腹内斜肌
- 臀大肌
- 臀中肌*

◆ **解析关键**

黑色字体为主要锻炼的
肌肉
灰色字体为次要锻炼的
肌肉

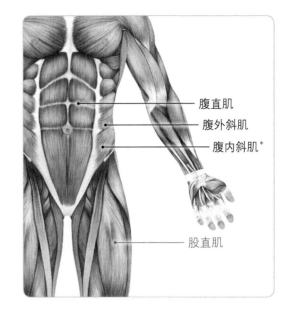

腹直肌
腹外斜肌
腹内斜肌*

股直肌

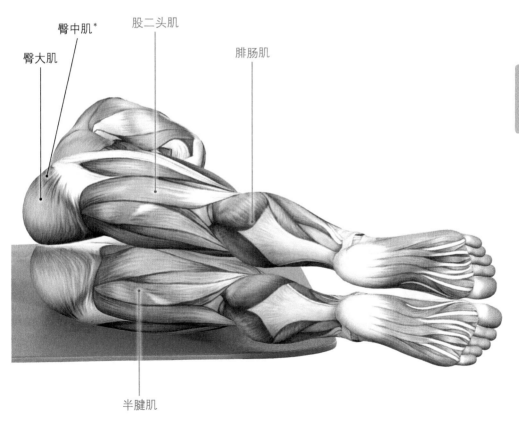

臀中肌*　　股二头肌

臀大肌　　　　　　　腓肠肌

半腱肌

# 侧桥 – 抬腿

## 锻炼目标
- 臀部
- 大腿

## 锻炼器械
- 徒手

## 级别
- 高级

## 呼吸提示
- 全程均匀呼吸

## 注意 ⚠️
- 若存在肩部不适，则不建议进行此项训练

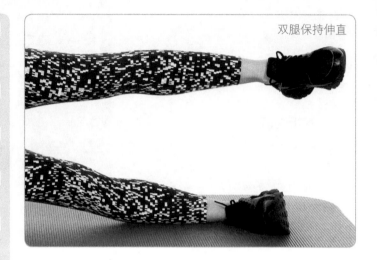

双腿保持伸直

| ● 避免 | ● 正确做法 |
| --- | --- |
| 髋部下塌<br>肩部压力过大 | 身体尽可能呈一条直线<br>核心收紧 |

身体呈侧卧姿，双腿伸直分开支撑于地面，右臂屈肘，呈约90度夹角，右小臂支撑于肩部下方，背部挺直，核心收紧。身体向上抬起至身体尽可能呈一条直线，同时左腿抬起，保持姿势至规定时间。对侧亦然。

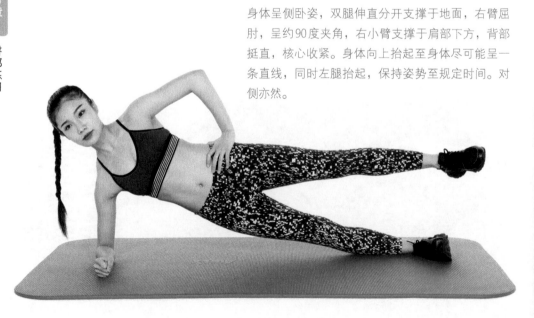

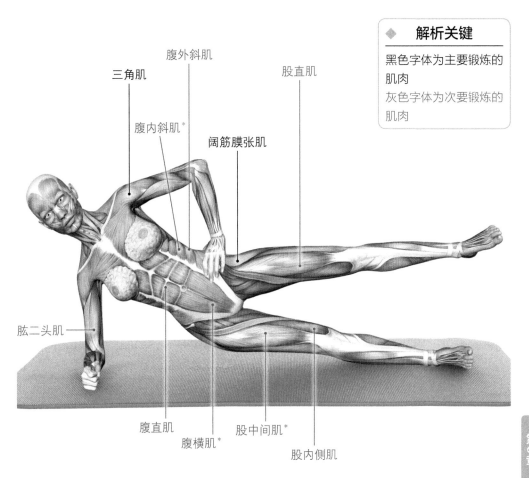

三角肌

腹外斜肌

腹内斜肌*

阔筋膜张肌

股直肌

肱二头肌

腹直肌

腹横肌*

股中间肌*

股内侧肌

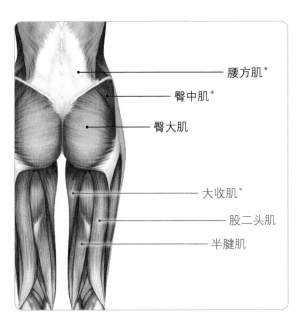

腰方肌*

臀中肌*

臀大肌

大收肌*

股二头肌

半腱肌

最佳锻炼部位

- 三角肌
- 臀大肌
- 腰方肌*
- 臀中肌*
- 阔筋膜张肌

第8章

臀部练习

# 直膝髋外展

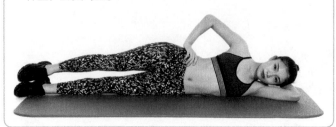

① 身体呈侧卧姿，头部枕于左臂，右手扶住髋部外侧，双腿伸直，脚尖勾起。

锻炼目标

- 大腿
- 臀部

锻炼器械

- 徒手

级别

- 初级

呼吸提示

- 全程均匀呼吸

注意 ⚠

- 若存在髋部不适，则不建议进行此项训练

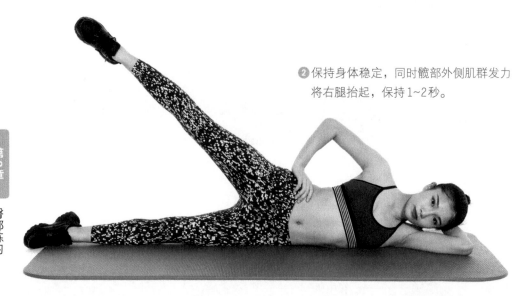

② 保持身体稳定，同时髋部外侧肌群发力将右腿抬起，保持1~2秒。

- **避免**

  双腿膝关节弯曲
  身体前后晃动

- **正确做法**

  抬起腿在一个平面内运动，保持核心收紧

③ 动作完成，恢复准备姿势。重复规定次数。对侧亦然。

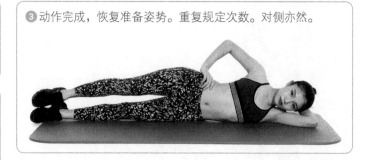

第8章

臀部练习

## ◆ 解析关键

黑色字体为主要锻炼的肌肉

灰色字体为次要锻炼的肌肉

## 变式练习

身体呈侧卧姿势，头部枕于右臂，左臂扶于右臂上方。左腿伸直向上抬起。

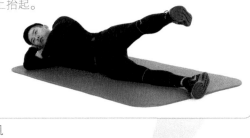

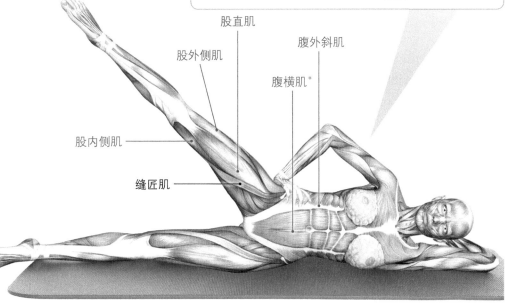

股直肌

股外侧肌

腹外斜肌

腹横肌*

股内侧肌

缝匠肌

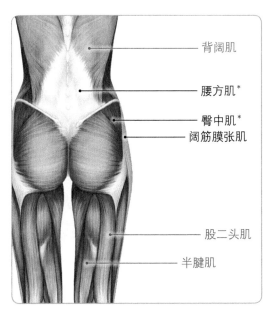

背阔肌

腰方肌*

臀中肌*

阔筋膜张肌

股二头肌

半腱肌

### 🏋 最佳锻炼部位

- 腰方肌*
- 臀中肌*
- 阔筋膜张肌
- 缝匠肌

# 臀桥

锻炼目标

• 臀部

锻炼器械

• 徒手

级别

• 中级

呼吸提示

• 全程均匀呼吸

注意 ⚠

• 若存在髋部或肩部不适，则不建议进行此项训练

• 避免

脚尖点地

• 正确做法

脚尖勾起，臀部收紧
背部挺直，核心收紧

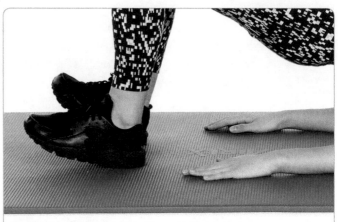

双脚脚跟点地，双手掌心朝下、贴于瑜伽垫上。

身体呈仰卧姿，双臂自然放于身体两侧，屈髋屈膝，脚尖勾起。臀部收紧，髋部抬起，直至肩、躯干、髋和膝尽可能在一条直线上，保持1~2秒。重复动作，完成规定次数。

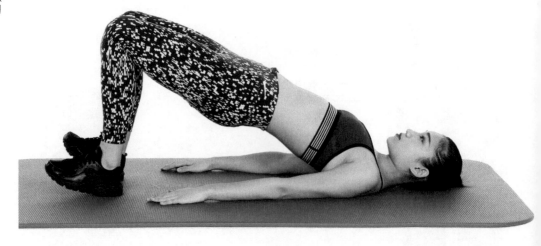

## 变式练习

身体呈仰卧姿，双臂自然放于身体两侧，屈髋屈膝，脚尖勾起。臀部收紧，髋部抬起，直至肩、躯干、髋和膝尽可能在一条直线上，同时，左腿屈膝抬起。

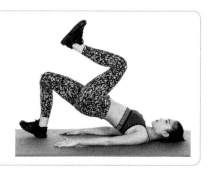

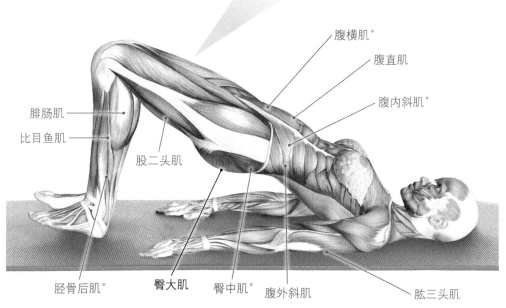

腹横肌*

腹直肌

腹内斜肌*

腓肠肌

比目鱼肌

股二头肌

胫骨后肌*

臀大肌

臀中肌*

腹外斜肌

肱三头肌

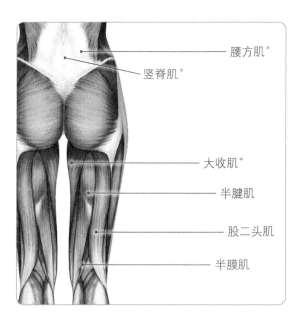

腰方肌*

竖脊肌*

大收肌*

半腱肌

股二头肌

半膜肌

◆ **解析关键**

黑色字体为主要锻炼的肌肉

灰色字体为次要锻炼的肌肉

# 蚌式支撑

锻炼目标
- 臀部
- 大腿

锻炼器械
- 徒手

级别
- 中级

呼吸提示
- 髋外旋时呼气，还原时吸气

注意 ⚠
- 若存在肩部不适，则不建议进行此项训练

❶ 身体呈侧卧姿，右小臂撑地，左手扶髋。双腿屈膝，脚跟并拢。

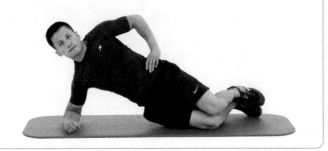

❷ 臀部发力，髋部抬离地面。同时腹部紧绷，臀部外侧发力，上侧膝盖外展。

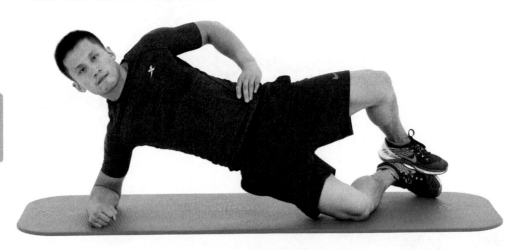

- **避免**

  肩部松垮、上耸
  髋部下塌

- **正确做法**

  核心收紧，背部挺直
  始终保持骨盆向前

❸ 动作完成，恢复准备姿势。重复动作，完成规定次数。

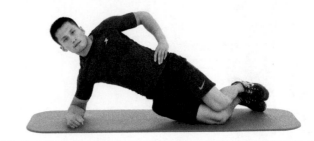

第8章　臀部练习

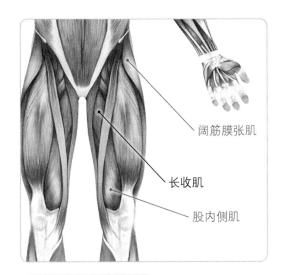

阔筋膜张肌

长收肌

股内侧肌

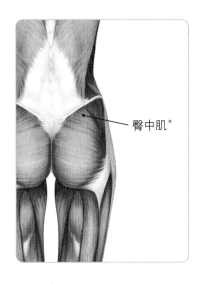

臀中肌*

### ◆ 解析关键

黑色字体为主要锻炼的
肌肉
灰色字体为次要锻炼的
肌肉

### 最佳锻炼部位

- 股直肌
- 腹直肌
- 股外侧肌
- 长收肌
- 髂胫束
- 臀中肌*

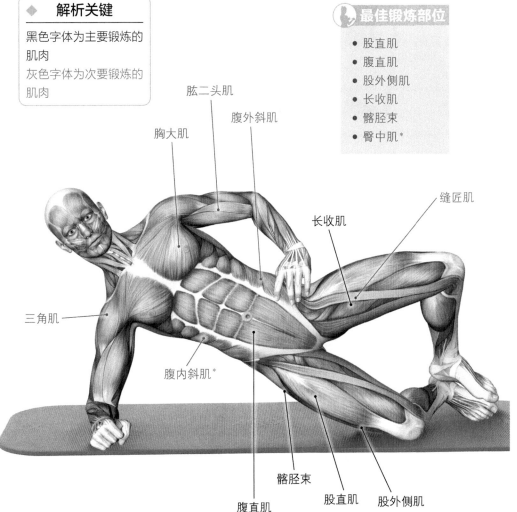

肱二头肌

腹外斜肌

胸大肌

长收肌

缝匠肌

三角肌

腹内斜肌*

髂胫束

腹直肌

股直肌

股外侧肌

# 站姿后抬腿

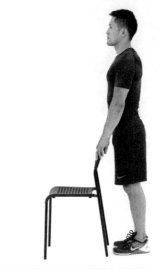

① 身体呈站立姿势，挺胸收腹，目视前方，在身体前方放置训练椅，手扶椅背以保持身体稳定。

② 核心收紧，左腿伸直，向后抬起。保持姿势至规定时间。对侧亦然。重复动作，完成规定次数。

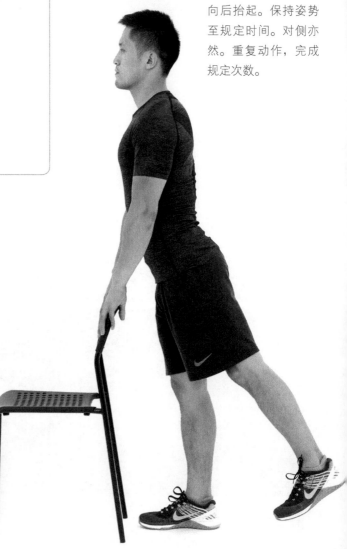

锻炼目标

- 臀部
- 大腿

锻炼器械

- 训练椅

级别

- 初级

呼吸提示

- 抬腿时呼气，下放时吸气

注意 ⚠

- 若存在膝盖不适，则不建议进行此项训练

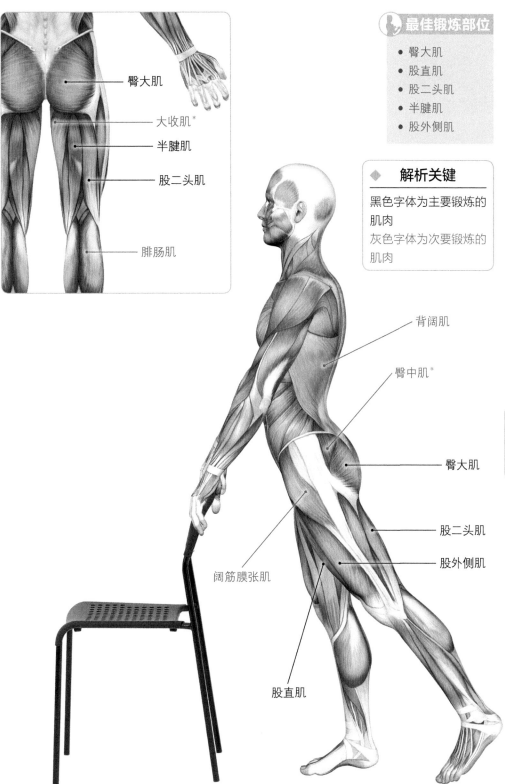

臀大肌

大收肌*

半腱肌

股二头肌

腓肠肌

最佳锻炼部位

- 臀大肌
- 股直肌
- 股二头肌
- 半腱肌
- 股外侧肌

◆ 解析关键

黑色字体为主要锻炼的肌肉
灰色字体为次要锻炼的肌肉

背阔肌

臀中肌*

臀大肌

股二头肌

股外侧肌

阔筋膜张肌

股直肌

第8章

臀部练习

# 09

CHAPTER NINE

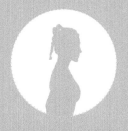

# 第9章
# 腿部练习

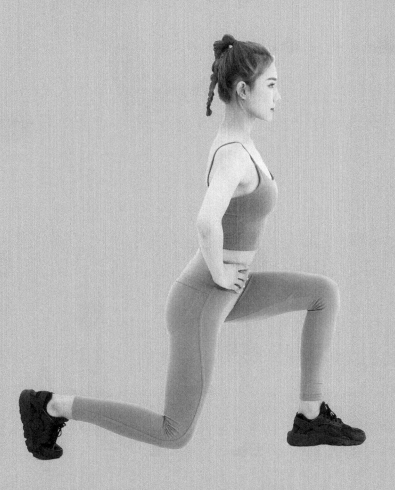

# 自重弓步走

● 避免

身体向一侧倾斜
膝关节超过脚尖

● 正确做法

全程保持核心收紧，
背部挺直

❶ 身体呈站立姿势，挺胸收腹，目视前方，双手扶腰。

❷ 保持核心收紧，右腿屈膝约90度，向上提起至大腿尽可能与地面平行。

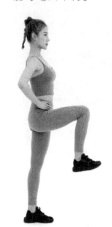

❸ 右腿向前迈步，双腿屈膝至左腿膝盖接近地面。

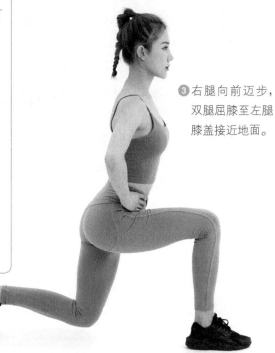

**锻炼目标**
- 臀部
- 大腿
- 核心

**锻炼器械**
- 徒手

**级别**
- 初级

**呼吸提示** ◑
- 下蹲时吸气，站起时呼气

**注意** ⚠
- 若存在髋部不适，则不建议进行此项训练

❹ 恢复站立姿势，左腿屈膝提起，向前迈步。

❺ 保持上身挺直，右腿屈膝至右腿膝盖靠近地面。

❻ 动作完成，恢复准备姿势。重复动作，完成规定次数。

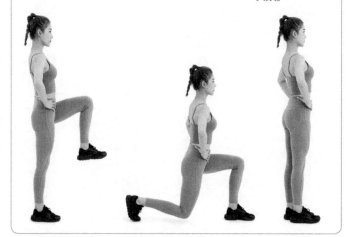

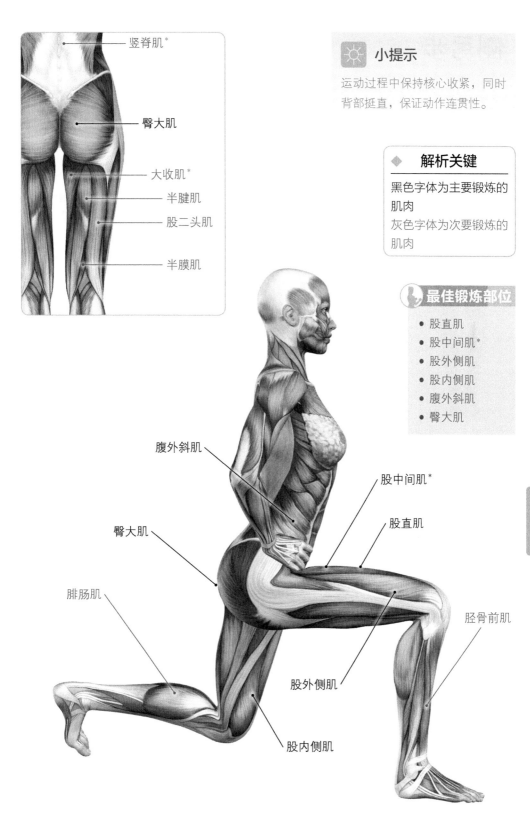

竖脊肌*

臀大肌

大收肌*

半腱肌

股二头肌

半膜肌

小提示

运动过程中保持核心收紧，同时背部挺直，保证动作连贯性。

◆ 解析关键

黑色字体为主要锻炼的肌肉

灰色字体为次要锻炼的肌肉

最佳锻炼部位

- 股直肌
- 股中间肌*
- 股外侧肌
- 股内侧肌
- 腹外斜肌
- 臀大肌

腹外斜肌

股中间肌*

股直肌

臀大肌

腓肠肌

股外侧肌

胫骨前肌

股内侧肌

# 侧弓步

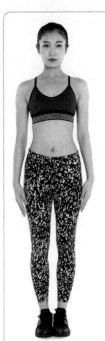

❶ 身体呈站立姿，双脚并拢，挺胸直背，核心收紧，双手自然垂于身体两侧。

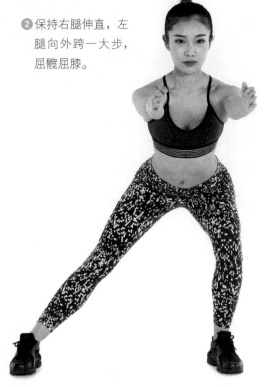

❷ 保持右腿伸直，左腿向外跨一大步，屈髋屈膝。

第9章
腿部练习

锻炼目标
- 臀部
- 大腿

锻炼器械
- 徒手

级别
- 中级

呼吸提示　◐
- 下蹲时呼气，还原时吸气

注意　⚠
- 若存在髋部或膝关节不适，则不建议进行此项训练

- 避免

弯腰弓背
膝盖超过脚尖

- 正确做法

背部挺直，核心收紧
放松肩部和颈部

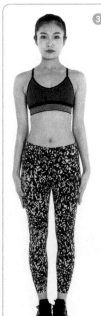

❸ 右腿发力快速站起，恢复准备姿势。对侧亦然。重复动作，完成规定次数。

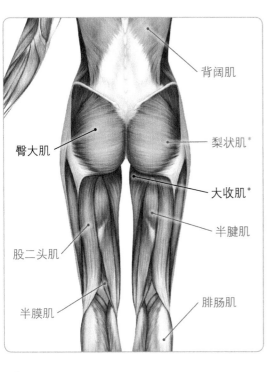

背阔肌

臀大肌

梨状肌*

大收肌*

半腱肌

股二头肌

半膜肌

腓肠肌

◆ **解析关键**

黑色字体为主要锻炼的
肌肉
灰色字体为次要锻炼的
肌肉

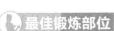 **最佳锻炼部位**

- 股直肌
- 股外侧肌
- 股中间肌*
- 股内侧肌
- 臀大肌
- 大收肌*
- 长收肌

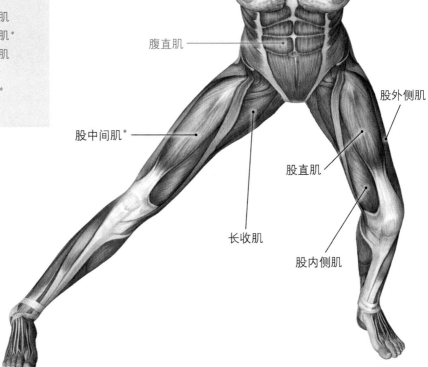

腹直肌

股外侧肌

股中间肌*

股直肌

长收肌

股内侧肌

第9章

腿部练习

227

# 徒手蹲

① 身体自然直立，双脚间距与肩同宽，双臂落于身体两侧。

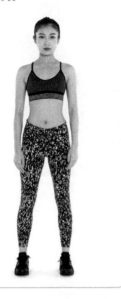

② 保持身体稳定，左腿屈膝，左脚搭于右腿膝盖处。

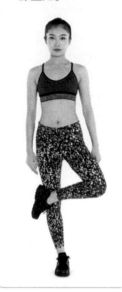

- **避免**

  膝关节超过脚尖
  身体重心不稳

- **正确做法**

  核心收紧，背部挺直
  支撑腿保持固定

**锻炼目标**
- 大腿

**锻炼器械**
- 徒手

**级别**
- 中级

**呼吸提示**
- 下蹲时呼气，站起时吸气

**注意** ⚠
- 若存在髋部或膝关节疼痛，则不建议进行此项训练

③ 保持身体稳定，双臂前平举，掌心相对，同时屈髋屈膝，保持姿势至规定时间。对侧亦然。

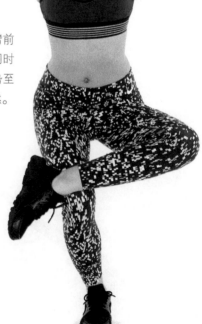

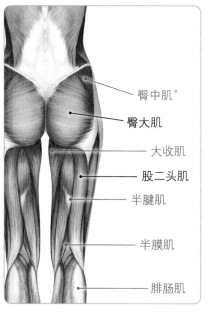

臀中肌*

臀大肌

大收肌

股二头肌

半腱肌

半膜肌

腓肠肌

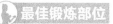

**最佳锻炼部位**

- 股内侧肌
- 股外侧肌
- 股直肌
- 股中间肌*
- 股二头肌
- 臀大肌

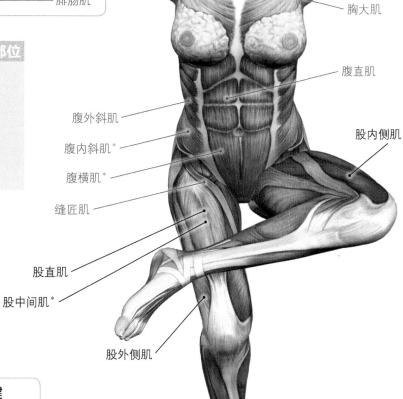

胸大肌

腹直肌

股内侧肌

腹外斜肌

腹内斜肌*

腹横肌*

缝匠肌

股直肌

股中间肌*

股外侧肌

◆ **解析关键**

黑色字体为主要锻炼的
肌肉
灰色字体为次要锻炼的
肌肉

# 相扑式深蹲

① 身体呈直立站姿宽站位，双脚外展，挺胸直背，核心收紧，双臂垂落于身体两侧。

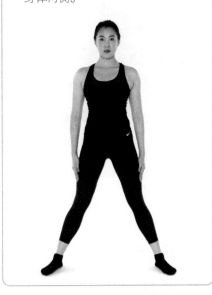

② 上身前倾并逐渐下蹲，同时双手握拳，前臂按压大腿内侧至目标肌肉有中等程度的牵拉感。

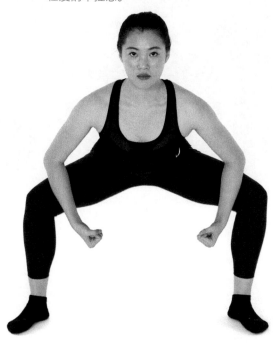

锻炼目标
- 大腿

锻炼器械
- 徒手

级别
- 初级

呼吸提示 ◗

- 全程均匀呼吸

注意 ⚠

- 若存在髋部或膝关节不适，则不建议进行此项训练

③ 动作完成，恢复准备姿势。重复动作，完成规定次数。

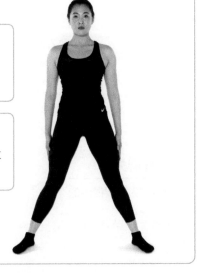

- **避免**

膝关节内扣
髋部低于膝关节

- **正确做法**

膝盖与脚尖方向保持一致
背部挺直，核心收紧

- 臀大肌
- 股直肌
- 股中间肌*
- 股外侧肌
- 股内侧肌
- 大收肌*
- 长收肌

◆ **解析关键**

黑色字体为主要锻炼的肌肉

灰色字体为次要锻炼的肌肉

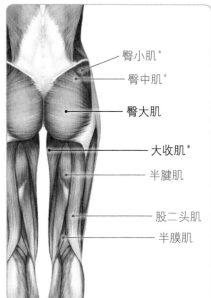

臀小肌*
臀中肌*
**臀大肌**
**大收肌***
半腱肌
股二头肌
半膜肌

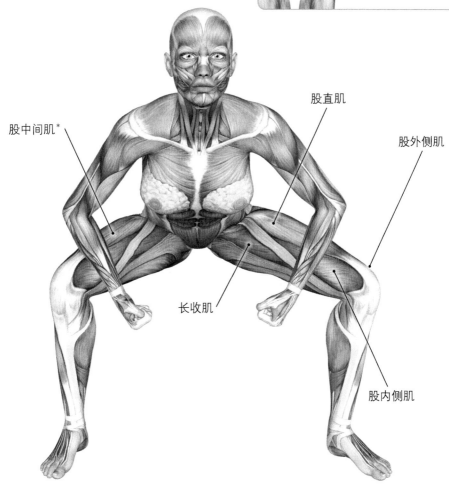

股中间肌*

股直肌

股外侧肌

长收肌

股内侧肌

第9章

腿部练习

# 箱式深蹲

① 身体直立，双脚开立与肩同宽，训练椅放于身体后侧。

- **避免**

  弯腰弓步
  膝关节内扣

- **正确做法**

  背部挺直，核心收紧
  膝盖与脚尖方向一致

锻炼目标
- 大腿
- 臀部

锻炼器械
- 训练椅

级别
- 中级

呼吸提示
- 下蹲时呼气，还原时吸气

注意 ⚠
- 若存在髋部或膝关节不适，则不建议进行此项训练

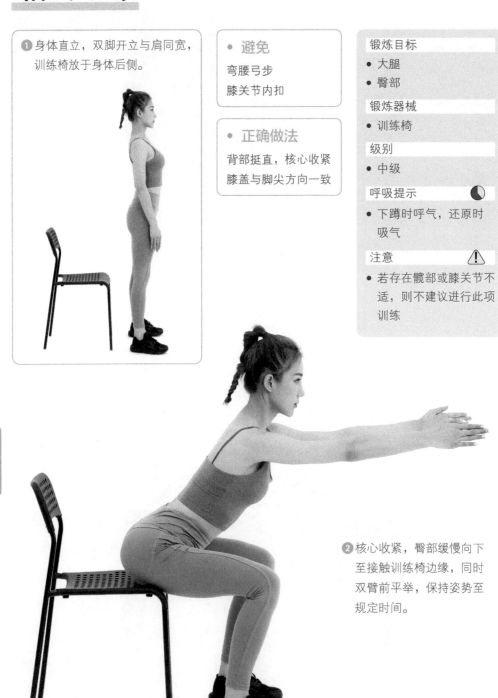

② 核心收紧，臀部缓慢向下至接触训练椅边缘，同时双臂前平举，保持姿势至规定时间。

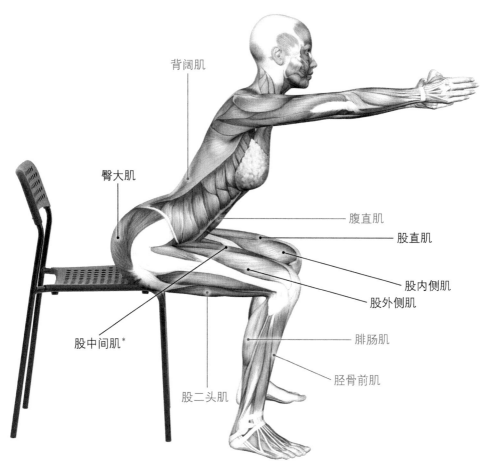

背阔肌

臀大肌

股中间肌*

股二头肌

腹直肌

股直肌

股内侧肌

股外侧肌

腓肠肌

胫骨前肌

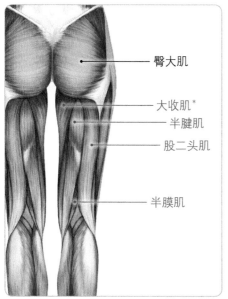

臀大肌

大收肌*

半腱肌

股二头肌

半膜肌

◆ **解析关键**

黑色字体为主要锻炼的
肌肉

灰色字体为次要锻炼的
肌肉

**最佳锻炼部位**

- 股直肌
- 股中间肌*
- 股外侧肌
- 股内侧肌
- 臀大肌

# 全蹲

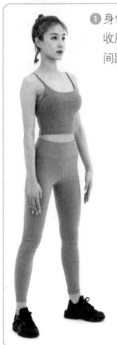

❶ 身体呈直立姿势，挺胸收腹，目视前方，双脚间距略比肩宽。

● 避免

膝盖超过脚尖
脚跟离开地面

● 正确做法

保持背部挺直，核心收紧

❷ 核心保持收紧，双臂伸直，前平举，掌心向下，屈髋屈膝，下蹲至最大限度。重复动作，完成规定次数。

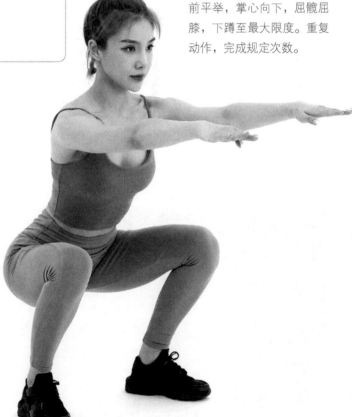

锻炼目标
● 大腿
● 臀部

锻炼器械
● 徒手

级别
● 初级

呼吸提示 ◑
● 下蹲时吸气，站起时呼气

注意 ⚠
● 若存在髋部或膝关节不适，则不建议进行此项训练

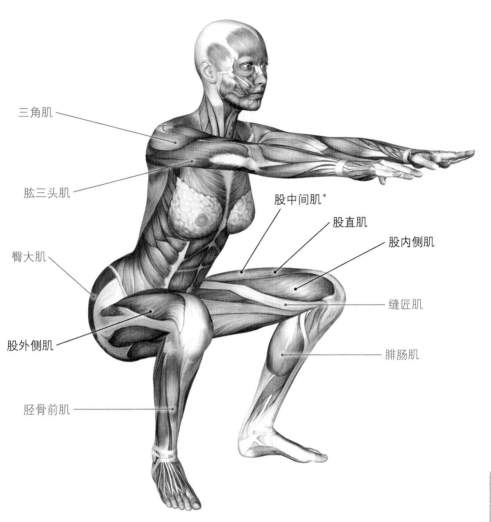

三角肌

肱三头肌

股中间肌*

股直肌

股内侧肌

臀大肌

缝匠肌

股外侧肌

腓肠肌

胫骨前肌

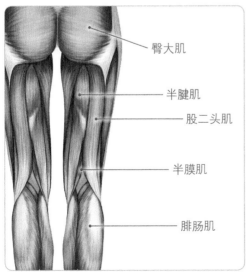

臀大肌

半腱肌

股二头肌

半膜肌

腓肠肌

**最佳锻炼部位**

- 股中间肌*
- 股直肌
- 股外侧肌
- 股内侧肌

◆ **解析关键**

黑色字体为主要锻炼的肌肉

灰色字体为次要锻炼的肌肉

# 弓步跳

① 身体呈弓步姿，左腿在前，右腿在后，双臂伸直，放于身体后侧。

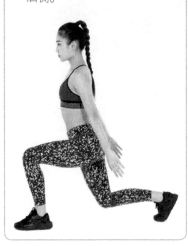

③ 保持身体稳定，双脚落地，右脚在前，左脚在后。重复动作，完成规定次数。

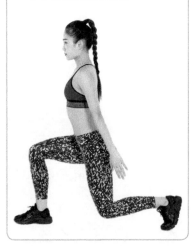

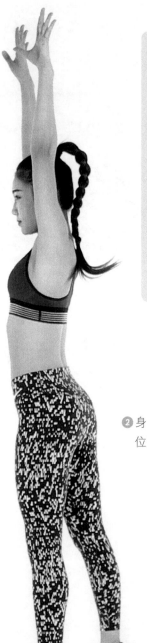

② 身体向上跳起，交换双腿位置，同时双臂向上伸直。

锻炼目标
- 大腿
- 臀部

锻炼器械
- 徒手

级别
- 中级

呼吸提示
- 下蹲时吸气，跳起时呼气

注意 ⚠
- 防止膝关节损伤

- 避免
  膝关节超过脚尖
  背部弯曲

- 正确做法
  保持核心收紧
  上身挺直

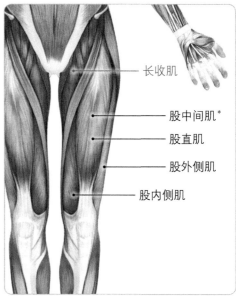

长收肌

股中间肌*

股直肌

股外侧肌

股内侧肌

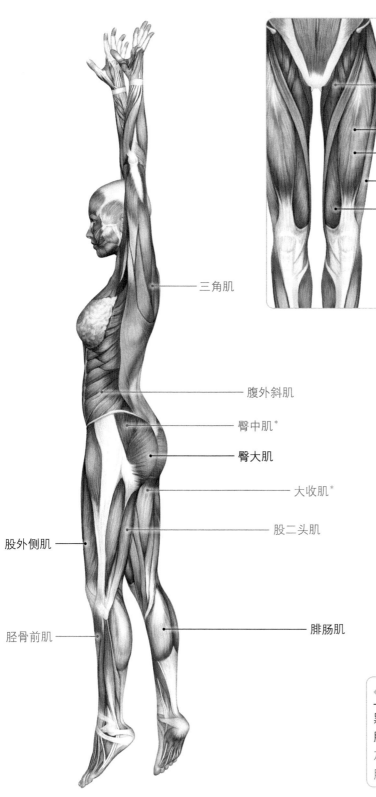

三角肌

腹外斜肌

臀中肌*

**臀大肌**

大收肌*

股二头肌

股外侧肌

腓肠肌

胫骨前肌

最佳锻炼部位

- 股中间肌*
- 股外侧肌
- 股内侧肌
- 股直肌
- 臀大肌
- 腓肠肌

第9章

腿部练习

### 解析关键

黑色字体为主要锻炼的肌肉

灰色字体为次要锻炼的肌肉

# 向前交替箭步蹲

## 锻炼目标

- 大腿
- 臀部

## 锻炼器械

- 徒手

## 级别

- 初级

## 呼吸提示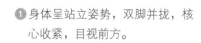

- 站起时呼气，下蹲时吸气

## 注意 ⚠

- 若存在髋部或膝关节不适，则不建议进行此项训练

---

- 避免

上身前倾，重心不稳
前侧膝盖超过脚尖

- 正确做法

背部挺直，核心收紧
前跨步步幅要足够大

---

① 身体呈站立姿势，双脚并拢，核心收紧，目视前方。

② 双手扶腰，上身挺直，左脚向前迈步。

③ 双腿屈膝，下蹲至左侧大腿尽可能与地面平行。

④ 左腿发力，恢复站立姿势。

⑤ 双脚并拢呈站立姿势。

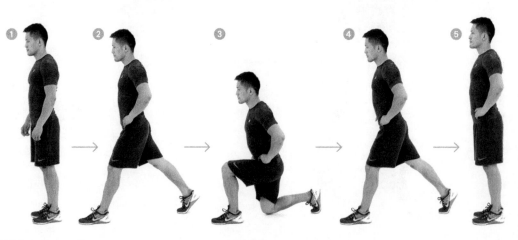

① → ② → ③ → ④ → ⑤

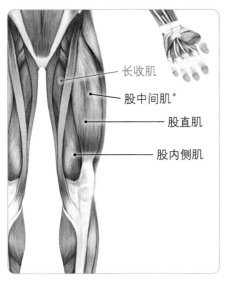

长收肌

股中间肌*

股直肌

股内侧肌

**最佳锻炼部位**

- 股直肌
- 股中间肌*
- 股二头肌
- 股内侧肌
- 臀大肌
- 股外侧肌
- 腓肠肌

⑥ 保持核心稳定，右脚向前
迈步。

⑦ 双腿屈膝，至右侧大腿尽
可能与地面平行，左侧膝
盖接触地面。

⑧ 右脚蹬地，恢复站立姿势。

⑨ 动作完成，恢复准备姿势。
重复动作，完成规定次数。

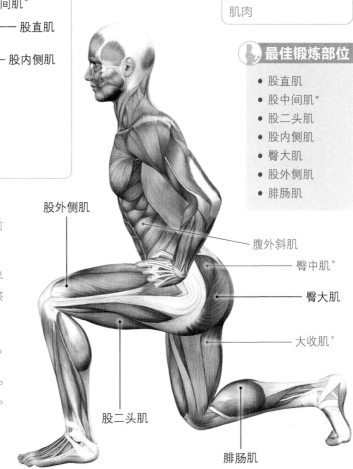

股外侧肌

腹外斜肌

臀中肌*

臀大肌

大收肌*

股二头肌

腓肠肌

第9章

腿部练习

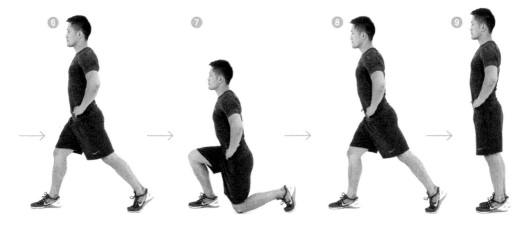

# 自重后弓步

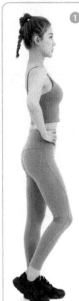

❶ 身体呈直立姿势，双手扶腰，上身挺直，目视前方，右腿屈膝。

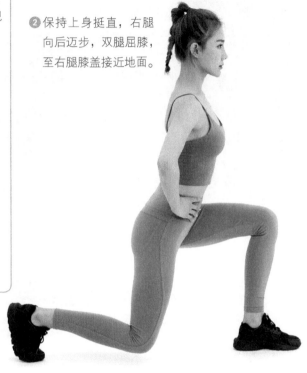

❷ 保持上身挺直，右腿向后迈步，双腿屈膝，至右腿膝盖接近地面。

❸ 动作完成，左腿发力，恢复站立姿势。对侧亦然。重复动作，完成规定次数。

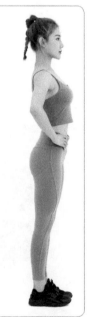

**锻炼目标**
- 大腿
- 臀部

**锻炼器械**
- 徒手

**级别**
- 初级

**呼吸提示**
- 下蹲时吸气，站起时呼气

**注意** ⚠
- 若存在膝关节或髋部不适，则不建议进行此项训练

- **避免**
弯腰弓背
前侧膝盖超过脚尖

- **正确做法**
背部挺直，核心收紧
膝盖与脚尖方向一致

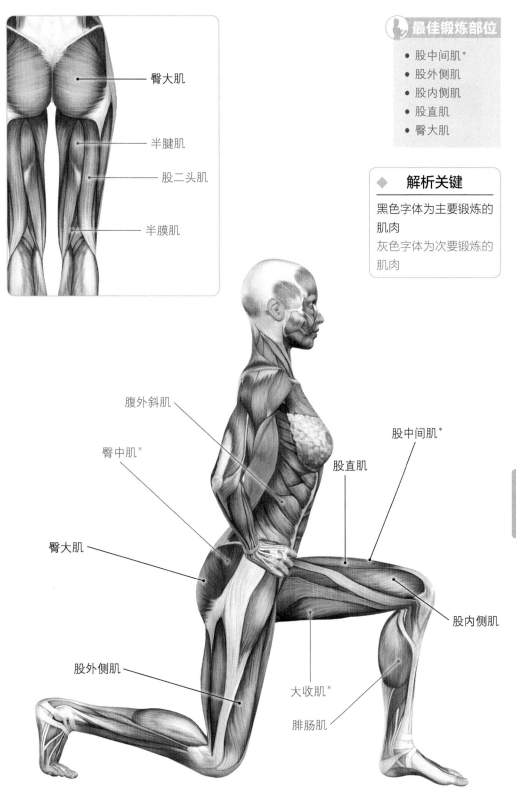

臀大肌

半腱肌

股二头肌

半膜肌

**最佳锻炼部位**

- 股中间肌*
- 股外侧肌
- 股内侧肌
- 股直肌
- 臀大肌

◆ **解析关键**

黑色字体为主要锻炼的肌肉

灰色字体为次要锻炼的肌肉

腹外斜肌

臀中肌*

臀大肌

股外侧肌

股中间肌*

股直肌

股内侧肌

大收肌*

腓肠肌

第9章

腿部练习

# 滑贴后弓步

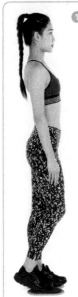

① 身体呈站姿，挺胸收腹，双脚踩在滑贴上。

② 双手握拳、交于胸前，右腿向后滑动，呈弓步姿势。

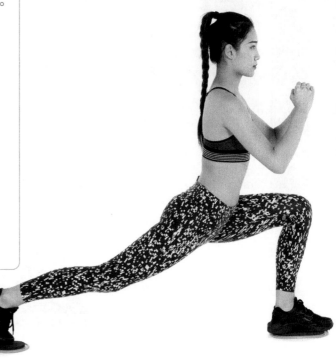

**锻炼目标**

- 大腿
- 臀部

**锻炼器械**

- 滑贴

**级别**

- 高级

**呼吸提示**

- 全程均匀呼吸

**注意** ⚠

- 若存在髋部不适，则不建议进行此项训练
- 防止膝关节损伤

③ 动作完成，恢复准备姿势。重复动作，完成规定次数。对侧亦然。

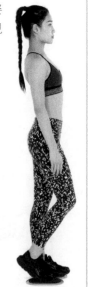

● **避免**

背部弯曲，上身前俯
后侧膝盖接触地面

● **正确做法**

核心收紧，背部挺直
弯曲腿膝盖不超过脚尖
伸展腿时保持髋、膝、踝在同一直线上

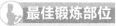
- 股直肌
- 股外侧肌
- 股内侧肌
- 股中间肌*
- 臀大肌
- 腓肠肌

◆ **解析关键**

黑色字体为主要锻炼的肌肉
灰色字体为次要锻炼的肌肉

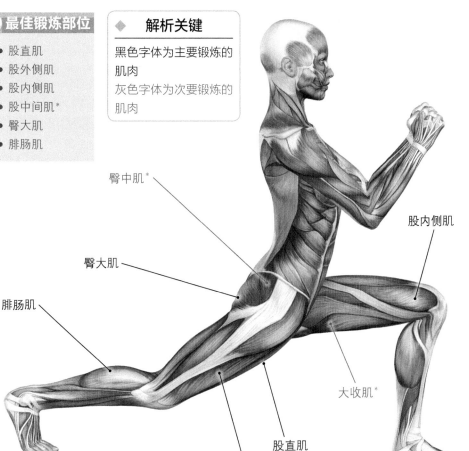

臀中肌*

臀大肌

腓肠肌

股内侧肌

大收肌*

股直肌

股外侧肌

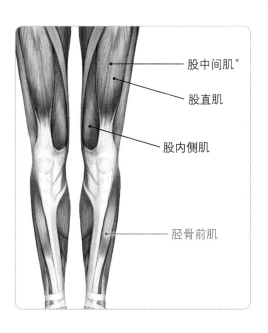

股中间肌*

股直肌

股内侧肌

胫骨前肌

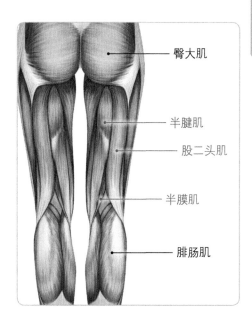

臀大肌

半腱肌

股二头肌

半膜肌

腓肠肌

第9章

腿部练习

# 双腿交换跳

① 站立于跳箱之前，一侧腿部伸直站立，另一侧脚踩于跳箱之上，双臂自然下垂。

② 躯干向前倾斜，立于地面的腿部屈髋屈膝，双臂向后摆动。

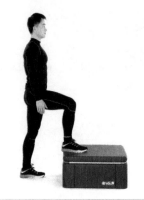
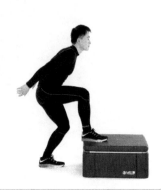

**锻炼目标**
- 臀部
- 大腿

**锻炼器械**
- 跳箱

**级别**
- 中级

**呼吸提示**
- 跳起时呼气，下落时吸气

**注意**
- 若存在膝关节不适等下肢问题，则不建议进行此项训练

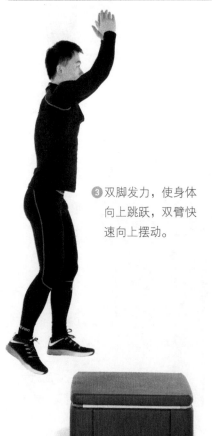

③ 双脚发力，使身体向上跳跃，双臂快速向上摆动。

④ 身体下落，双脚交换站立位置。

⑤ 上身挺直，恢复准备姿势。重复动作，完成规定次数。

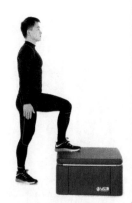

- **避免**

  膝关节内扣，且超过脚尖

- **正确做法**

  腰背挺直，核心收紧
  核心发力，控制整个身体

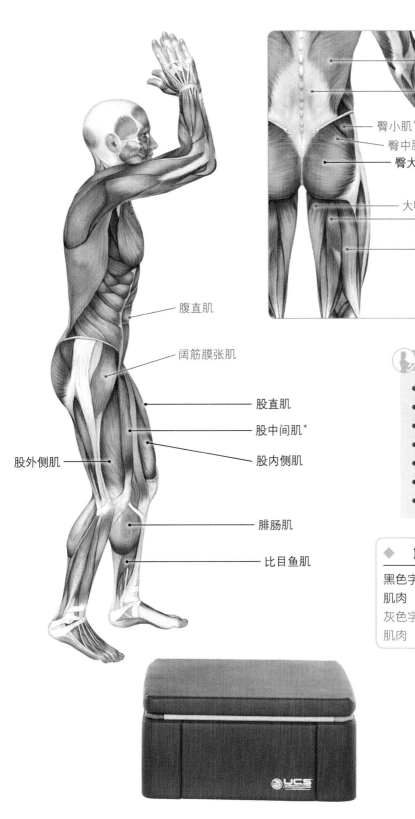

背阔肌

竖脊肌*

臀小肌*

臀中肌*

**臀大肌**

大收肌*

半腱肌

股二头肌

腹直肌

阔筋膜张肌

股直肌

股中间肌*

股内侧肌

股外侧肌

腓肠肌

比目鱼肌

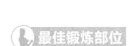 **最佳锻炼部位**

- 臀大肌
- 股中间肌*
- 股外侧肌
- 股直肌
- 股内侧肌
- 腓肠肌
- 比目鱼肌

◆ **解析关键**

黑色字体为主要锻炼的
肌肉

灰色字体为次要锻炼的
肌肉

第9章

腿部练习

# 分腿蹲

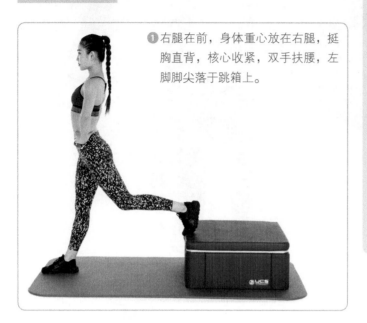

❶ 右腿在前，身体重心放在右腿，挺胸直背，核心收紧，双手扶腰，左脚脚尖落于跳箱上。

锻炼目标
- 臀部
- 大腿

锻炼器械
- 跳箱

级别
- 中级

呼吸提示
- 下蹲时吸气，站起时呼气

注意 ⚠
- 若存在膝关节不适，则不建议进行此项训练

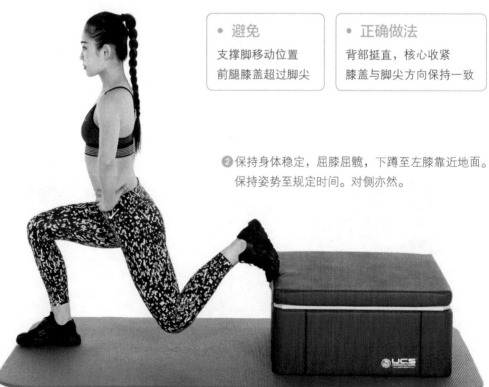

- 避免

  支撑脚移动位置
  前腿膝盖超过脚尖

- 正确做法

  背部挺直，核心收紧
  膝盖与脚尖方向保持一致

❷ 保持身体稳定，屈膝屈髋，下蹲至左膝靠近地面。保持姿势至规定时间。对侧亦然。

◆ **解析关键**

黑色字体为主要锻炼的
肌肉
灰色字体为次要锻炼的
肌肉

**最佳锻炼部位**

- 股中间肌*
- 股外侧肌
- 股内侧肌
- 股直肌
- 臀大肌

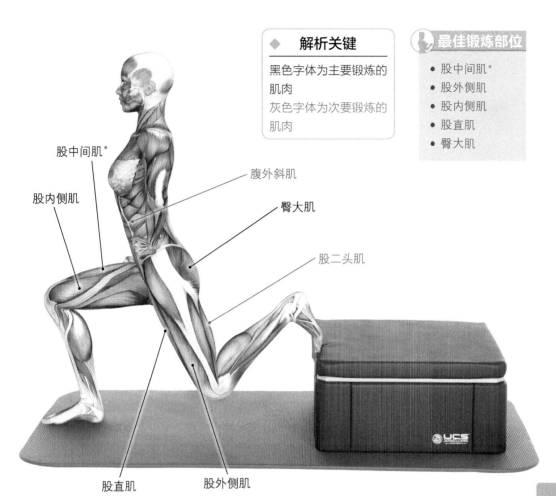

股中间肌*
腹外斜肌
股内侧肌
臀大肌
股二头肌
股直肌
股外侧肌

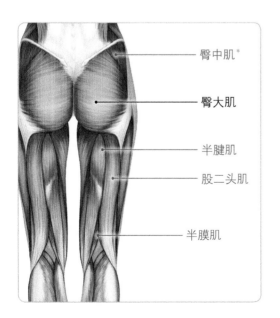

臀中肌*
臀大肌
半腱肌
股二头肌
半膜肌

**小提示**

运动过程中，上身始终保持直立
姿势。

第9章

腿部练习

247

# 单腿硬拉

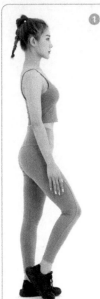

❶ 由直立姿势开始。上身挺直，双臂自然垂落于身体两侧，右腿屈膝，脚尖点地。

- **避免**

  支撑腿屈膝
  背部弯曲

- **正确做法**

  核心收紧，背部挺直
  非支撑腿脚尖向后

**锻炼目标**
- 大腿

**锻炼器械**
- 徒手

**级别**
- 高级

**呼吸提示**
- 伸腿时呼气，收回时吸气

**注意** ⚠
- 若存在下背部或髋部不适，则不建议进行此项训练

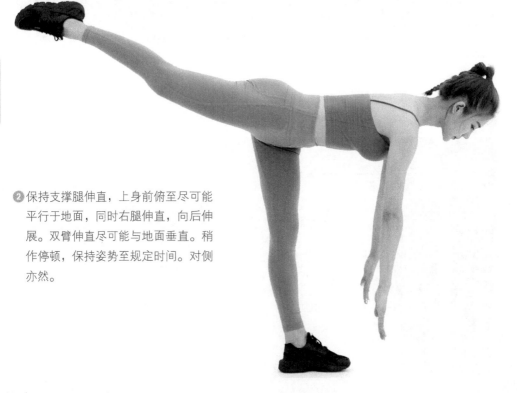

❷ 保持支撑腿伸直，上身前俯至尽可能平行于地面，同时右腿伸直，向后伸展。双臂伸直尽可能与地面垂直。稍作停顿，保持姿势至规定时间。对侧亦然。

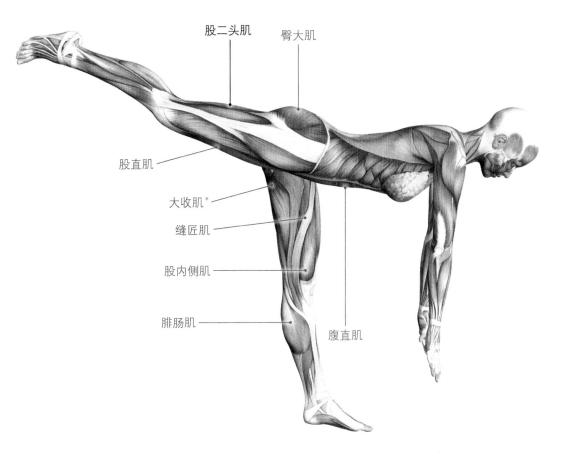

股二头肌　　臀大肌

股直肌

大收肌*

缝匠肌

股内侧肌

腓肠肌

腹直肌

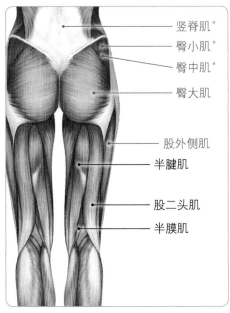

竖脊肌*

臀小肌*

臀中肌*

臀大肌

股外侧肌

半腱肌

股二头肌

半膜肌

◆　**解析关键**

黑色字体为主要锻炼的肌肉

灰色字体为次要锻炼的肌肉

**最佳锻炼部位**

- 股二头肌
- 半腱肌
- 半膜肌

# 仰卧开合腿

- **避免**

  双腿屈膝

  头部抬离地面

- **正确做法**

  双腿保持伸直

  全程保持核心收紧

❶ 身体呈仰卧姿势，臀部贴地，双腿伸直抬起至尽可能与地面垂直，双臂伸直放于身体两侧。

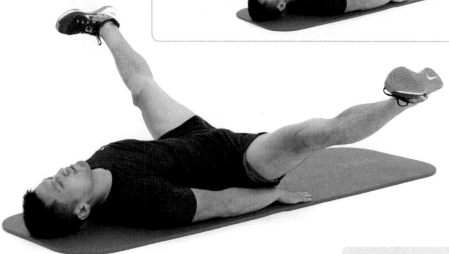

❷ 保持上身稳定，双腿向身体两侧张开至最大幅度。

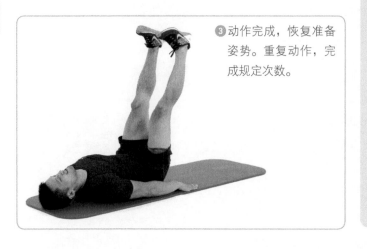

❸ 动作完成，恢复准备姿势。重复动作，完成规定次数。

**锻炼目标**

- 大腿

**锻炼器械**

- 徒手

**级别**

- 初级

**呼吸提示**

- 并拢时呼气，下放时吸气

**注意** ⚠

- 若存在髋部不适，则不建议进行此项训练
- 防止出现下肢疼痛

- 长收肌
- 大收肌
- 股直肌
- 腹直肌
- 股二头肌
- 股内侧肌

◆ **解析关键**

黑色字体为主要锻炼的
肌肉
灰色字体为次要锻炼的
肌肉

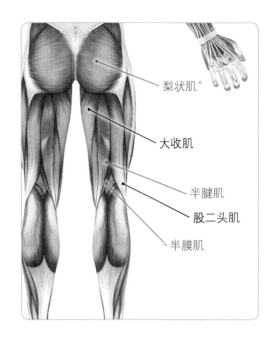

梨状肌*

大收肌

半腱肌

股二头肌

半膜肌

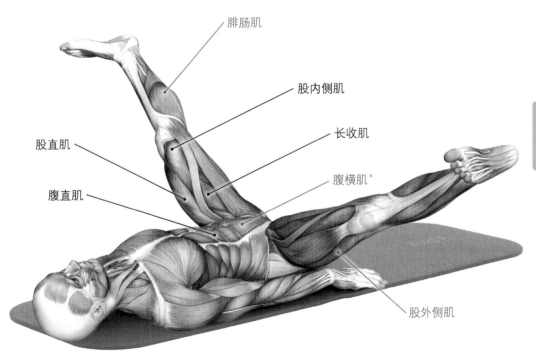

腓肠肌

股内侧肌

长收肌

股直肌

腹横肌*

腹直肌

股外侧肌

# 深蹲提膝

① 身体呈直立姿势，双脚间距略比肩宽，挺胸收腹，目视前方。

② 双手握拳，屈肘于胸前。屈膝屈髋，下蹲至大腿尽可能与地面平行。

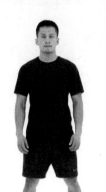
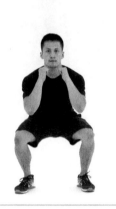
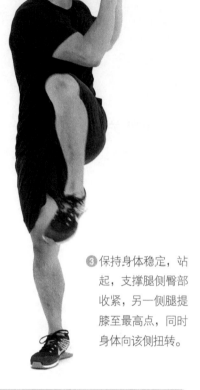

③ 保持身体稳定，站起，支撑腿侧臀部收紧，另一侧腿提膝至最高点，同时身体向该侧扭转。

锻炼目标
- 腿部
- 核心

锻炼器械
- 徒手

级别
- 中级

呼吸提示
- 下蹲时吸气，站起时呼气；提膝和左右转身时均匀呼吸

注意 ⚠
- 若存在背部疼痛或膝关节不适，则不建议进行此项训练

④ 双脚落地，恢复站姿。

⑤ 双臂伸直，恢复准备姿势。对侧亦然。重复动作，完成规定次数。

- **避免**

  身体晃动，重心不稳

- **正确做法**

  背部挺直，核心收紧
  支撑腿全程伸直，身体保持稳定

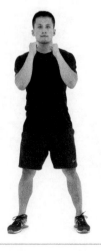
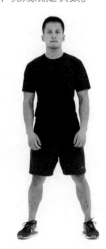

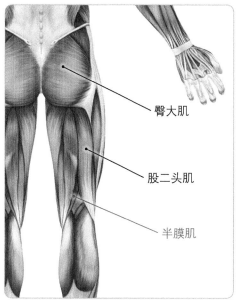

臀大肌

股二头肌

半膜肌

**最佳锻炼部位**

- 臀大肌
- 腹直肌
- 股直肌
- 股内侧肌
- 股二头肌
- 腹外斜肌

◆ **解析关键**

黑色字体为主要锻炼的
肌肉
灰色字体为次要锻炼的
肌肉

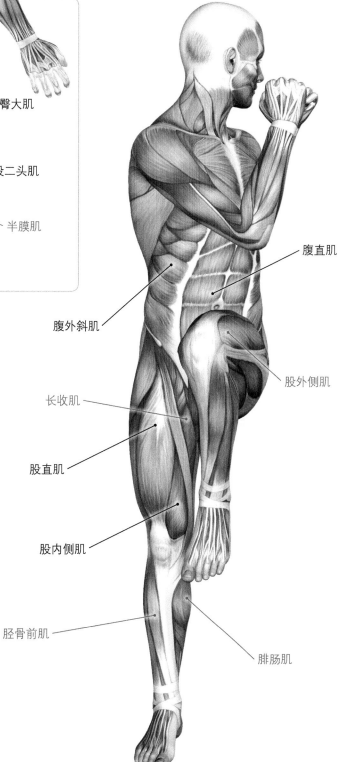

腹直肌

腹外斜肌

股外侧肌

长收肌

股直肌

股内侧肌

胫骨前肌

腓肠肌

# 力量开合跳

- **避免**

  膝盖超过脚尖

  上身前倾，背部弯曲

  大腿低于水平面

- **正确做法**

  大腿尽可能与地面平行

  脚尖与膝盖方向一致

  上下肢摆动要协调配合

① 身体呈站立姿势，挺胸收腹，目视前方，双手落于身体两侧。

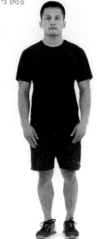

② 双腿向身体两侧展开，双脚间距略比肩宽，脚尖向外，同时屈膝屈髋，上身挺直，双臂下放。

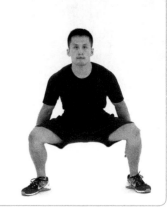

③ 双腿发力，向上跳起，落地时双腿并拢，双臂于头部上方击掌。

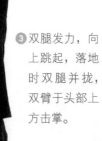

**锻炼目标**

- 臀部
- 腿部

**锻炼器械**

- 徒手

**级别**

- 高级

**呼吸提示**

- 向上跳起时吸气，向下落地准备缓冲时呼气。起跳前微微憋气，准备发力

**注意** ⚠

- 若存在膝关节或肩部不适，则不建议进行此项训练

④ 动作完成，恢复准备姿势。重复动作，完成规定次数。

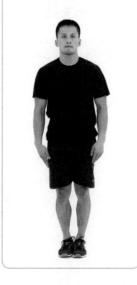

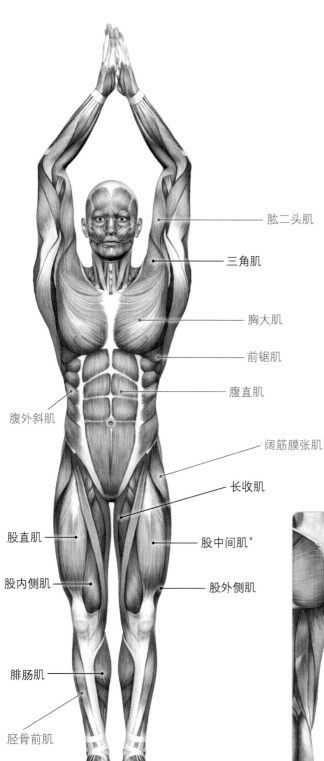

**最佳锻炼部位**

- 臀大肌
- 股直肌
- 股外侧肌
- 股内侧肌
- 股二头肌
- 三角肌
- 股中间肌*
- 长收肌
- 腓肠肌

肱二头肌

三角肌

胸大肌

前锯肌

腹直肌

腹外斜肌

阔筋膜张肌

长收肌

股直肌

股中间肌*

股内侧肌

股外侧肌

腓肠肌

胫骨前肌

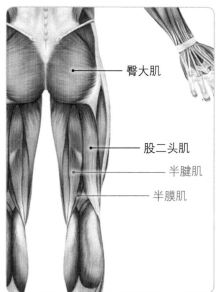

臀大肌

股二头肌

半腱肌

半膜肌

第9章

腿部练习

# 登山者

① 身体呈俯卧姿，双臂伸直，双手位于肩部下方，双腿屈膝，双膝撑地。

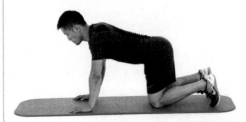

② 保持背部挺直，髋部伸展，双腿伸直。

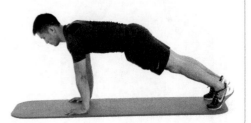

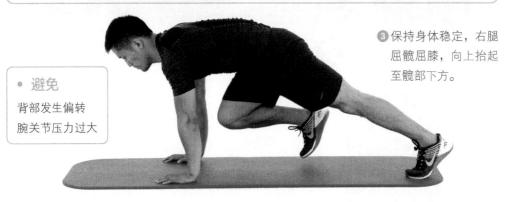

- **避免**

背部发生偏转
腕关节压力过大

③ 保持身体稳定，右腿屈髋屈膝，向上抬起至髋部下方。

④ 继续运动，左腿屈膝屈髋，向上抬起至髋部下方。双腿交替动作。

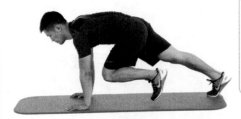

- **正确做法**

核心保持收紧
双腿交替动作
连贯

⑤ 动作完成，恢复准备姿势。重复动作，完成规定次数。

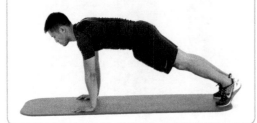

锻炼目标

- 臀部
- 大腿

锻炼器械

- 徒手

级别

- 中级

呼吸提示

- 屈膝屈髋时呼气，还原时吸气

注意 ⚠

- 若存在髋部或肩部不适，则不建议进行此项训练

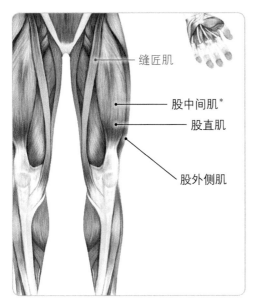

缝匠肌

股中间肌*

股直肌

股外侧肌

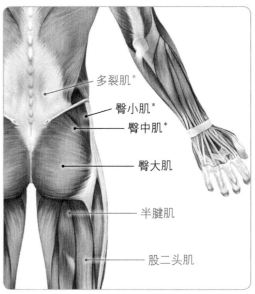

多裂肌*

臀小肌*

臀中肌*

臀大肌

半腱肌

股二头肌

◆ **解析关键**

黑色字体为主要锻炼的
肌肉
灰色字体为次要锻炼的
肌肉

**最佳锻炼部位**

- 臀大肌
- 臀小肌*
- 股外侧肌
- 股直肌
- 股中间肌*
- 股内侧肌
- 腓肠肌
- 比目鱼肌

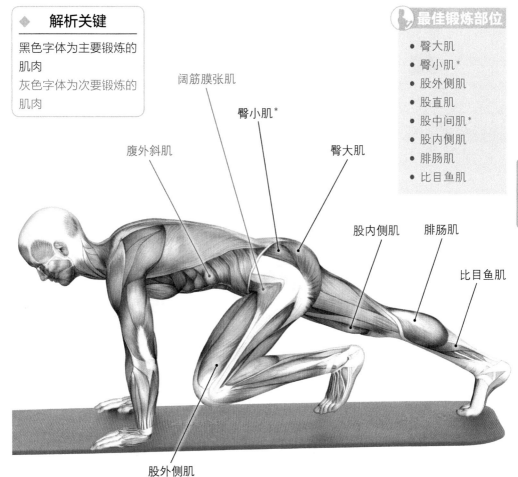

阔筋膜张肌

臀小肌*

腹外斜肌

臀大肌

股内侧肌

腓肠肌

比目鱼肌

股外侧肌

第9章

腿部练习

# 原地跳绳

① 身体呈直立姿势，挺胸收腹，目视前方，双臂屈肘，呈跳绳姿势。

② 双臂向前绕环，同时右腿屈膝向上，落地时左脚跳起。

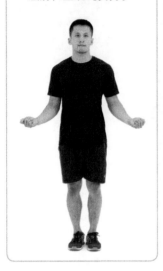
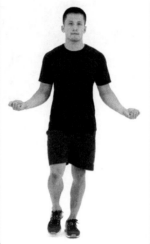

- 避免

动作速度过快

肩部上耸

- 正确做法

全程保持核心收紧，背部挺直

锻炼目标

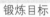

- 小腿

锻炼器械

- 徒手

级别

- 初级

呼吸提示

- 全程均匀呼吸

注意 ⚠️

- 若存在踝关节或膝关节疼痛，则不建议进行此项训练

③ 双臂继续运动，左腿屈膝向上，落地时右脚跳起，双脚交替进行。重复动作，完成规定时间。

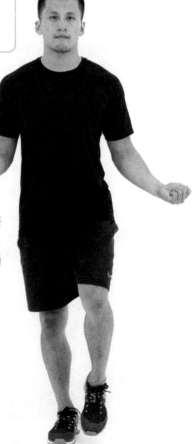

第9章 腿部练习

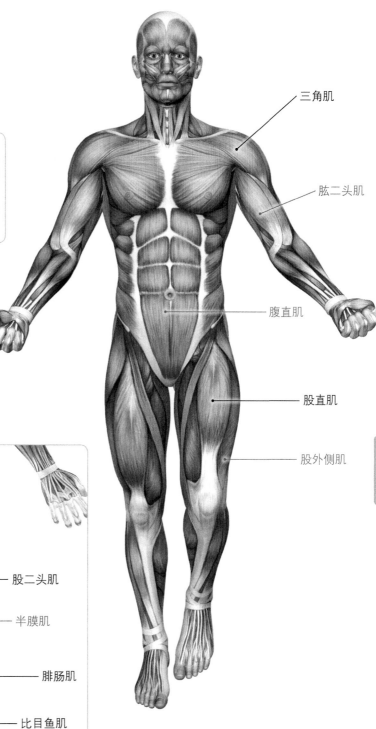

- 腓肠肌
- 比目鱼肌
- 股直肌
- 三角肌
- 股二头肌

◆ **解析关键**

黑色字体为主要锻炼的
肌肉
灰色字体为次要锻炼的
肌肉

三角肌

肱二头肌

腹直肌

股直肌

股外侧肌

股二头肌

半膜肌

腓肠肌

比目鱼肌

第9章

腿部练习

259

# 提踵

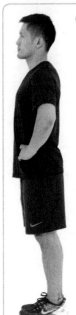

① 身体直立，双脚并拢，挺胸收腹，双手扶腰。

 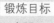
- 避免

膝关节弯曲
弯腰弓背

- 正确做法

核心收紧，背部挺直
身体保持稳定

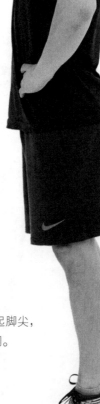

② 保持核心收紧，踮起脚尖，保持姿势至规定时间。

第9章 腿部练习

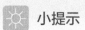 小提示

运动过程中，身体始终保持挺直
状态。

◆ **解析关键**

黑色字体为主要锻炼的
肌肉

灰色字体为次要锻炼的
肌肉

**最佳锻炼部位**

• 腓肠肌

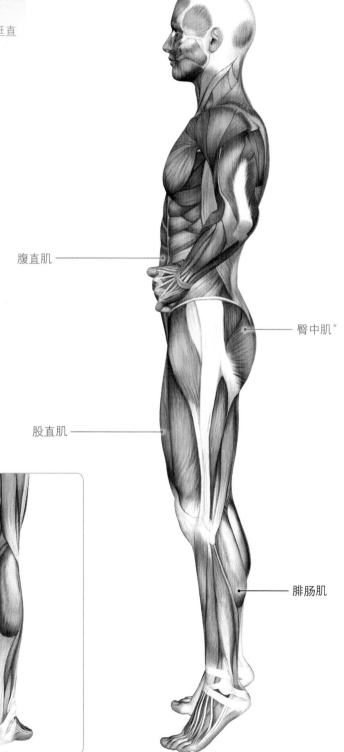

腹直肌

臀中肌*

股直肌

腓肠肌

腓肠肌

比目鱼肌

# 高抬腿

① 身体呈直立姿势，双脚距离与肩同宽，挺胸收腹，目视前方。

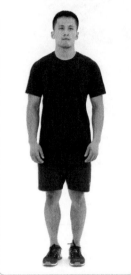

② 保持核心稳定，左腿屈膝，向上高抬腿，双臂随之摆动。

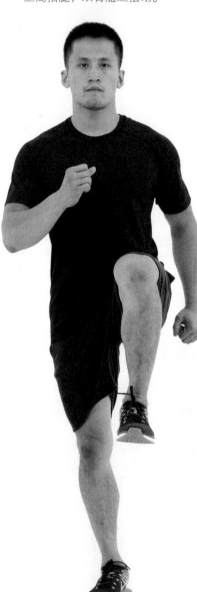

③ 继续运动，右腿屈膝上抬，双腿交替进行。重复动作，完成规定次数。

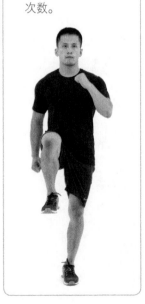

锻炼目标
- 大腿

锻炼器械
- 徒手

级别
- 中级

呼吸提示
- 全程均匀呼吸

注意 ⚠
- 若存在膝关节或踝关节不适，则不建议进行此项训练

- 避免
  落地过于用力

- 正确做法
  身体挺直，核心收紧
  蹬腿、摆臂要迅速有力

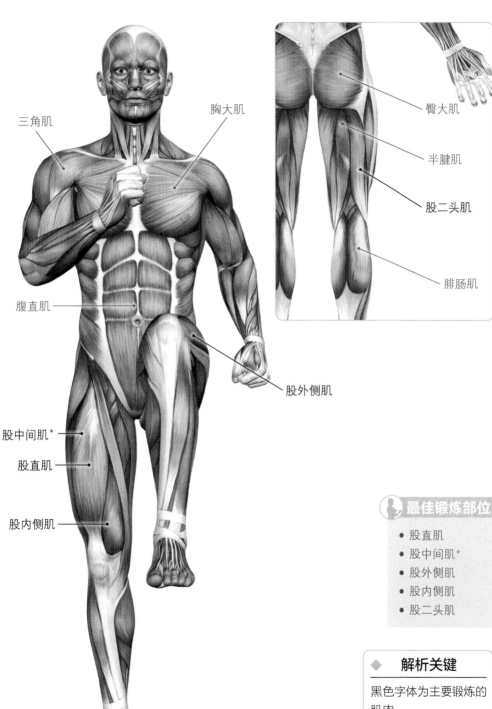

三角肌

胸大肌

臀大肌

半腱肌

股二头肌

腓肠肌

腹直肌

股外侧肌

股中间肌*

股直肌

股内侧肌

**最佳锻炼部位**

- 股直肌
- 股中间肌*
- 股外侧肌
- 股内侧肌
- 股二头肌

◆ **解析关键**

黑色字体为主要锻炼的
肌肉
灰色字体为次要锻炼的
肌肉

# 10

CHAPTER TEN

# 第10章
# 拉伸练习

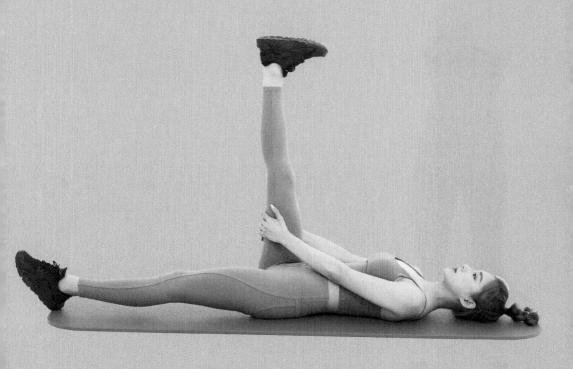

# 屈伸手腕

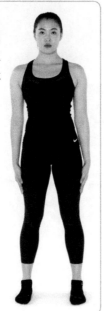

① 由直立姿势开始，双脚间距与肩同宽，挺胸收腹，双手自然垂落于身体两侧。

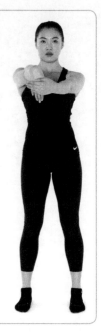

② 右臂抬起至尽可能与地面平行，右手指尖向下，掌心向后。左手握住右手手指，轻轻向内用力，感受拉伸感。

**● 避免**

背部弯曲
拉伸力度过大

**● 正确做法**

手臂尽可能平行于地面
身体放松

③ 保持身体姿势不变，右手指尖向上，掌心向前，左手握住右手手指，左手轻轻向内用力，感受拉伸感。对侧亦然。重复动作，完成规定次数。

锻炼目标
● 手臂

锻炼器械
● 徒手

级别
● 初级

呼吸提示　◑
● 全程均匀呼吸

注意　⚠
● 若存在腕关节不适，则不建议进行此项训练

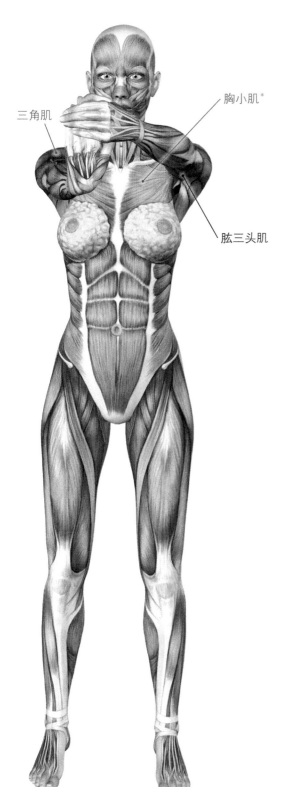

三角肌

胸小肌*

肱三头肌

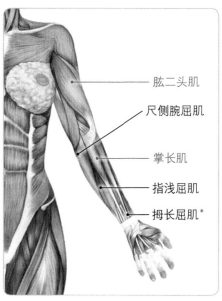

肱二头肌

尺侧腕屈肌

掌长肌

指浅屈肌

拇长屈肌*

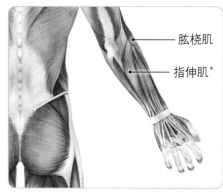

肱桡肌

指伸肌*

最佳锻炼部位

- 尺侧腕屈肌
- 指伸肌*
- 肱桡肌
- 指浅屈肌
- 拇长屈肌*
- 肱三头肌

◆ 解析关键

黑色字体为主要锻炼的肌肉

灰色字体为次要锻炼的肌肉

# 手臂交叉

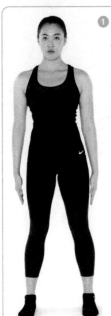

① 身体呈直立姿，双脚分开站立，与肩同宽，面朝前方，双臂伸直。

| 避免 | 正确做法 |
|---|---|
| 肩部上耸<br>身体向两侧扭转 | 上身保持挺直<br>手臂发力要缓慢、持续 |

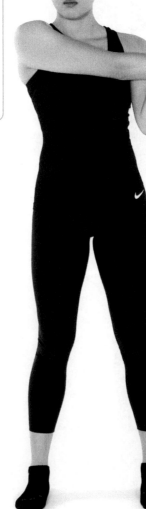

② 右臂伸直横于胸前，约与肩同高，搭于左臂之上，同时左臂屈肘并将右臂拉向身体。保持姿势至规定时间。对侧亦然。完成规定时间。

锻炼目标
- 肩部

锻炼器械
- 徒手

级别
- 初级

呼吸提示
- 全程均匀呼吸

注意 ⚠
- 若存在肩部不适，则不建议进行此项训练

第10章

拉伸练习

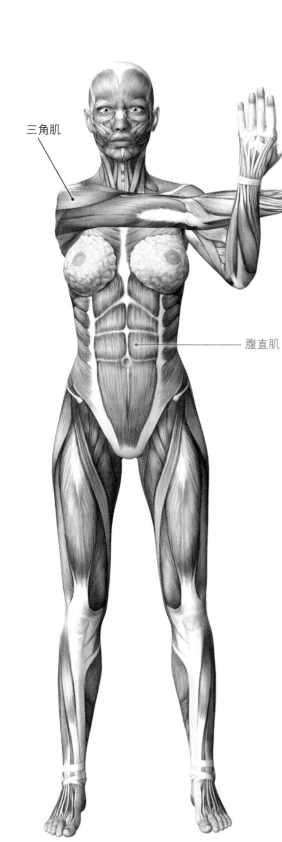

三角肌

腹直肌

**最佳锻炼部位**

- 三角肌
- 斜方肌
- 菱形肌*

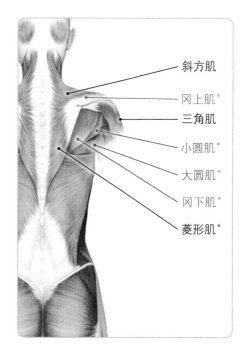

斜方肌

冈上肌*

三角肌

小圆肌*

大圆肌*

冈下肌*

菱形肌*

第10章

拉伸练习

# 手臂后伸屈肘后推

**1** 身体呈直立姿，双脚分开站立，面朝前方。

**2** 保持身体挺直，右臂上举至头后方。

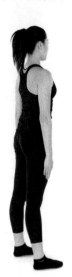

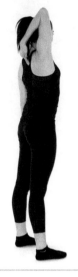

- **避免**

  用力过猛，拉伤肌肉

  肩部上耸

- **正确做法**

  背部保持挺直

  手臂发力要缓慢、持续

**3** 右臂屈肘，右手放于肩胛骨之间，左手后推右臂至产生拉伸感。

**4** 动作完成，恢复准备姿势。对侧亦然。完成规定时间。

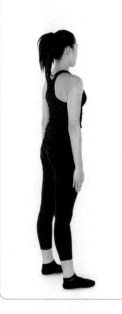

锻炼目标

- 手臂

锻炼器械

- 徒手

级别

- 初级

呼吸提示

- 全程均匀呼吸

注意

- 若存在肩部不适，则不建议进行此项训练

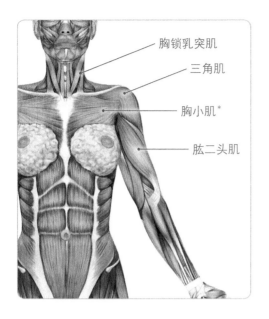

胸锁乳突肌

三角肌

胸小肌*

肱二头肌

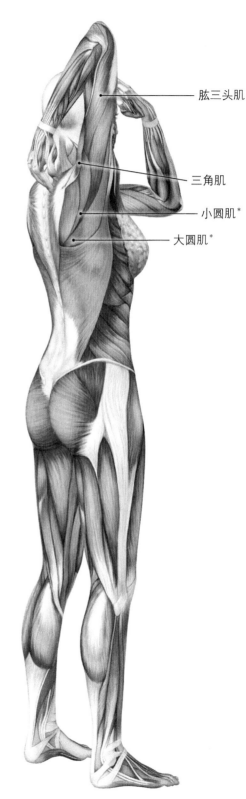

肱三头肌

三角肌

小圆肌*

大圆肌*

最佳锻炼部位

- 肱三头肌
- 小圆肌*
- 大圆肌*
- 冈下肌*
- 三角肌

◆ 解析关键

黑色字体为主要锻炼的
肌肉
灰色字体为次要锻炼的
肌肉

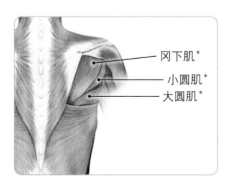

冈下肌*

小圆肌*

大圆肌*

第10章

拉伸练习

# 站姿肱二头肌拉伸

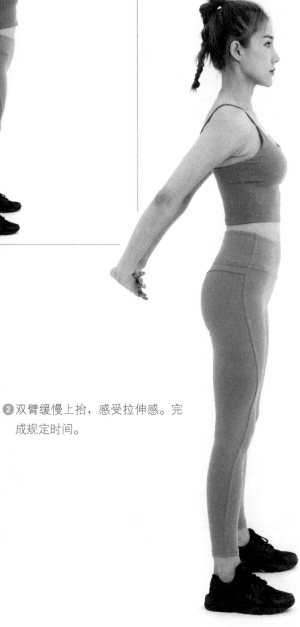

① 身体直立，挺胸收腹，目视前方，双手交叉于后方，掌心向下。

**• 避免**

背部弯曲，上身前俯
双手松开

**• 正确做法**

保持肩部放松
核心收紧，背部挺直

锻炼目标

• 手臂

锻炼器械

• 徒手

级别

• 初级

呼吸提示

• 拉伸时呼气，还原时吸气

注意 ⚠

• 若存在肩部或手臂不适，则不建议进行此项训练

② 双臂缓慢上抬，感受拉伸感。完成规定时间。

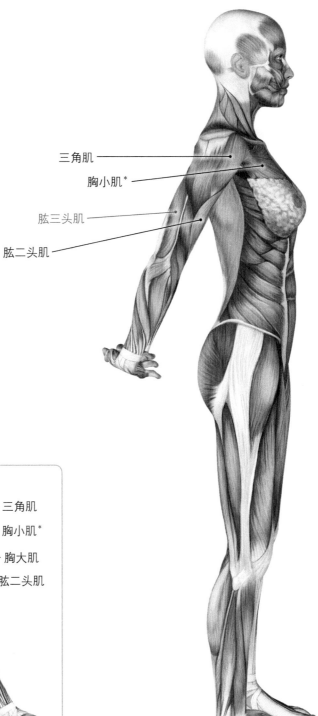

◆ **解析关键**

黑色字体为主要锻炼的
肌肉
灰色字体为次要锻炼的
肌肉

三角肌 ———————————

胸小肌* ———————————

肱三头肌 ———————————

肱二头肌 ———————————

**最佳锻炼部位**

- 肱二头肌
- 胸大肌
- 胸小肌*
- 三角肌

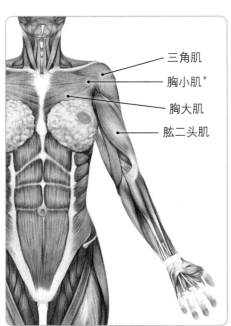

三角肌

胸小肌*

胸大肌

肱二头肌

第10章

拉伸练习

# 站姿颈部拉伸

① 身体呈直立站姿，双脚开
立，与肩同宽。

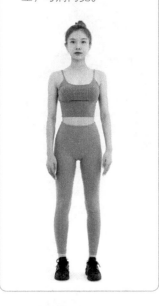

② 左手扶腰，右手扶住头
部左侧。

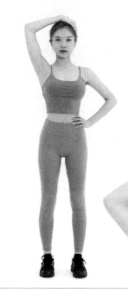

锻炼目标
- 颈部

锻炼器械
- 徒手

级别
- 初级

呼吸提示
- 全程均匀呼吸

注意 ⚠️
- 若存在颈部不适，则不
  建议进行此项训练

③ 右手轻轻向右拉动头部，
感受拉伸感。对侧亦然。
重复动作，完成规定次数
或时间。

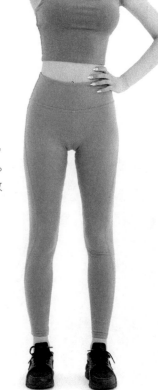

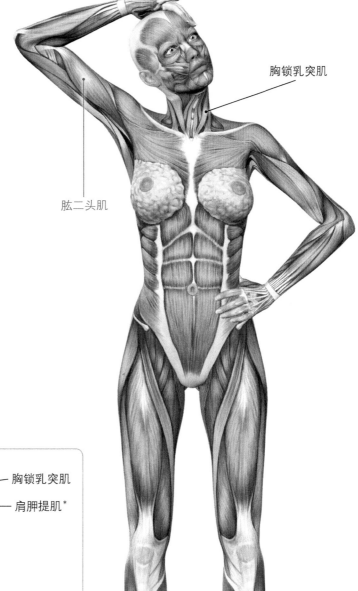

胸锁乳突肌

**最佳锻炼部位**

- 肩胛提肌*
- 胸锁乳突肌
- 斜方肌

肱二头肌

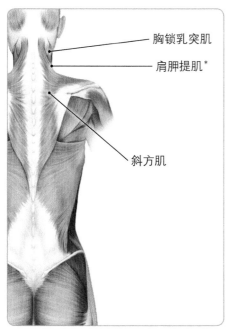

胸锁乳突肌

肩胛提肌*

斜方肌

第10章

拉伸练习

# 下颚拉伸

① 身体呈站立姿势，挺胸收腹，目视前方。

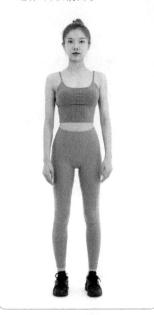

锻炼目标

● 颈部

锻炼器械

● 徒手

级别

● 初级

呼吸提示 ◐

● 全程均匀呼吸

注意 ⚠

● 若存在颈部不适，则不建议进行此项训练

② 保持身体挺直，双手扶于下颌。

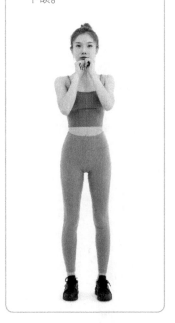

③ 双臂上抬，使头部后仰，感受拉伸感，保持姿势至规定时间。

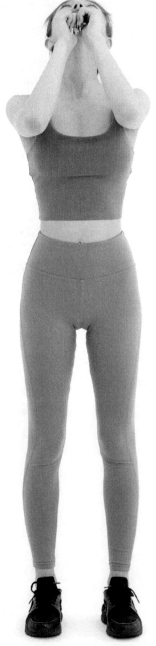

● 避免

头部过度后仰
双肩上耸

● 正确做法

肩部放松
颈部保持放松

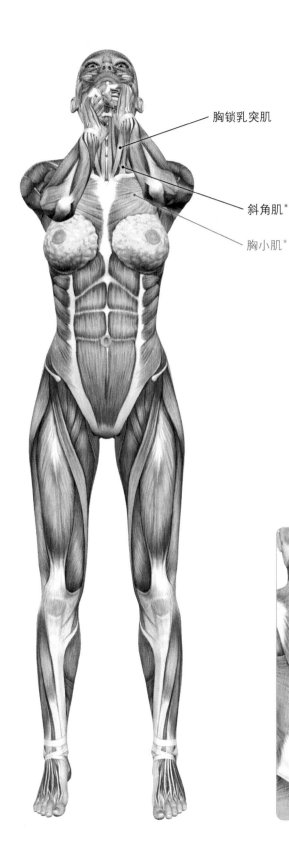

胸锁乳突肌

斜角肌*

胸小肌*

**最佳锻炼部位**

- 胸锁乳突肌
- 斜角肌*

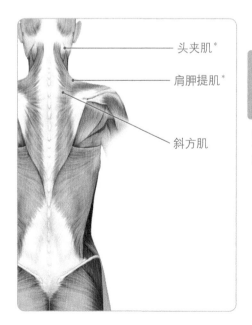

头夹肌*

肩胛提肌*

斜方肌

第10章

拉伸练习

# 婴儿式

- **避免**

颈部过于紧张

拉伸速度过快

- **正确做法**

颈部放松，肩部下沉

脊柱充分伸展

锻炼目标

- 背部

锻炼器械

- 徒手

级别

- 初级

呼吸提示

- 全程均匀呼吸

注意

- 若存在膝关节或背部不适，则不建议进行此项训练

❶ 身体呈跪姿，双臂向前伸展，前臂贴地。上身下俯，腹部紧贴大腿。

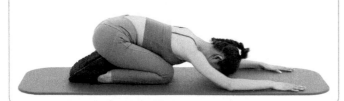

❷ 双手收于身体两侧。前额触地，放松背部，保持姿势至规定时间。

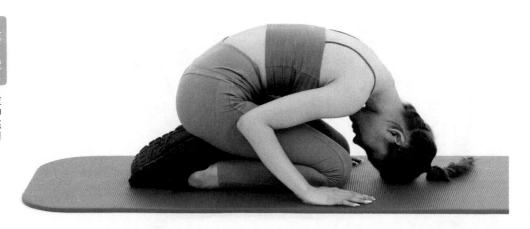

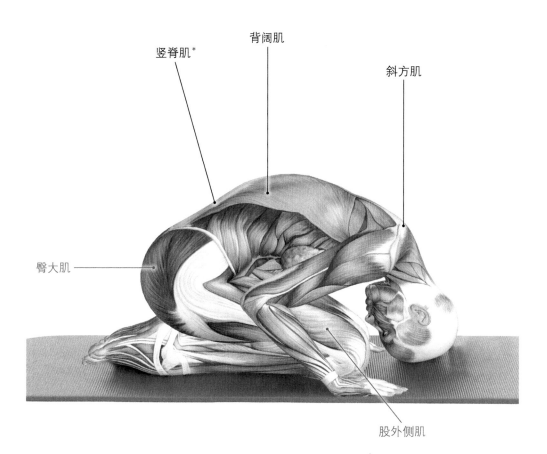

竖脊肌*

背阔肌

斜方肌

臀大肌

股外侧肌

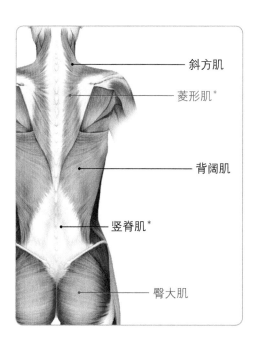

斜方肌

菱形肌*

背阔肌

竖脊肌*

臀大肌

◆ **解析关键**

黑色字体为主要锻炼的肌肉

灰色字体为次要锻炼的肌肉

🏃 **最佳锻炼部位**

● 背阔肌
● 竖脊肌*
● 斜方肌

第10章

拉伸练习

# 猫式伸展

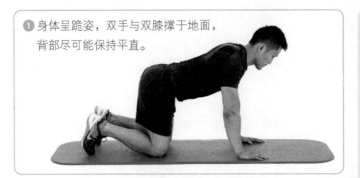

❶ 身体呈跪姿，双手与双膝撑于地面，
  背部尽可能保持平直。

❷ 收紧腹部的同时含胸低头，
  使背部拱起，至有中等程度
  的牵拉感。

**锻炼目标**
- 背部

**锻炼器械**
- 徒手

**级别**
- 中级

**呼吸提示**
- 身体向上伸展时吸气，
  向下伸展时呼气

**注意** ⚠
- 若存在背部或肩部不适，
  则不建议进行此项训练

- **避免**
  颈部和肩部紧绷
  背部和肩部过度伸展

- **正确做法**
  双手和膝盖向下用力

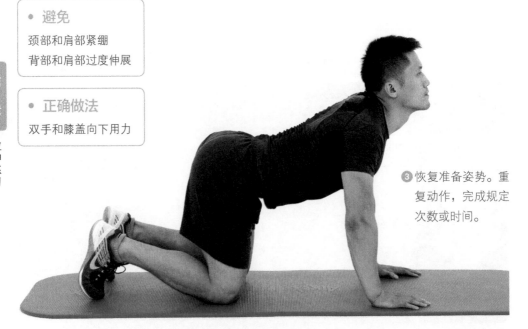

❸ 恢复准备姿势。重
  复动作，完成规定
  次数或时间。

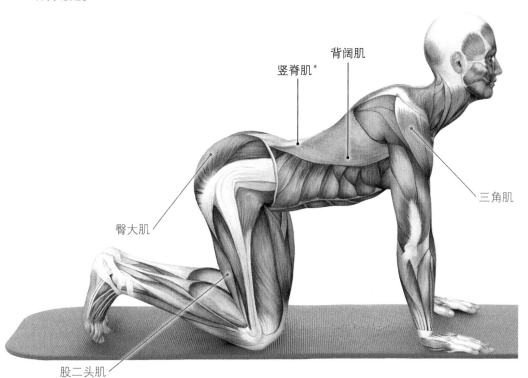

竖脊肌*

背阔肌

三角肌

臀大肌

股二头肌

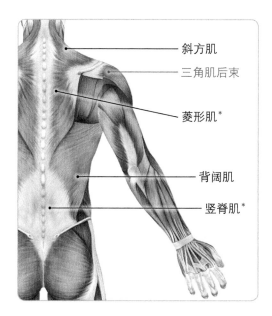

斜方肌

三角肌后束

菱形肌*

背阔肌

竖脊肌*

◆ **解析关键**

黑色字体为主要锻炼的
肌肉
灰色字体为次要锻炼的
肌肉

**最佳锻炼部位**

- 竖脊肌*
- 背阔肌
- 斜方肌
- 菱形肌*

# 坐姿大腿内侧拉伸

① 身体呈坐姿，背部挺直，双腿屈膝，双腿打开，双脚脚心相对并靠拢，双手握住脚尖，并将双臂置于膝关节内侧。

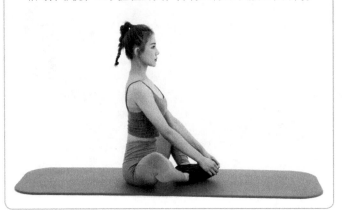

锻炼目标
- 大腿

锻炼器械
- 徒手

级别
- 初级

呼吸提示
- 胸部靠近大腿间时呼气，还原时吸气

注意 ⚠️
- 若存在髋部或膝关节不适，则不建议进行此项训练

- 避免

  屏住呼吸
  身体前后摇摆

- 正确做法

  背部保持挺直

② 胸部向双腿间逐渐靠拢，至有中等程度的牵拉感。完成规定时间。

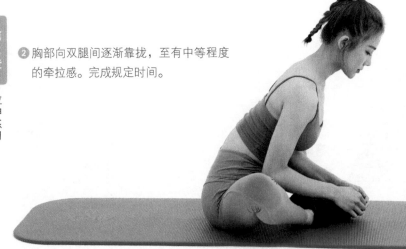

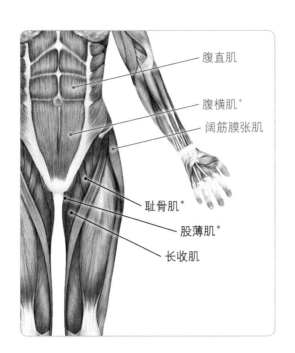

腹直肌

腹横肌*

阔筋膜张肌

耻骨肌*

股薄肌*

长收肌

**小提示**

上半身向前弯曲，直至腹股沟以及大腿内侧的上部有拉伸感。

◆ **解析关键**

黑色字体为主要锻炼的肌肉

灰色字体为次要锻炼的肌肉

**最佳锻炼部位**

- 长收肌
- 股薄肌*
- 耻骨肌*

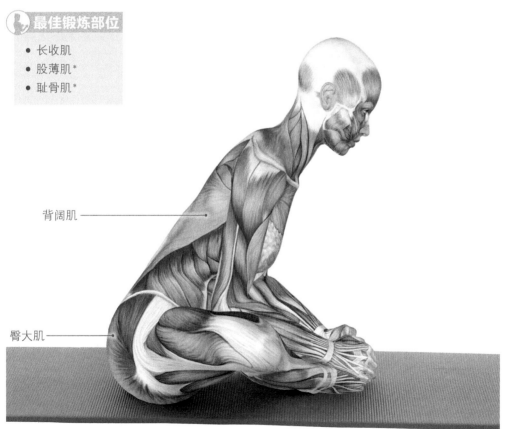

背阔肌

臀大肌

第10章 拉伸练习

# 坐姿大腿后侧拉伸

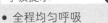

锻炼目标

- 大腿

锻炼器械

- 徒手

级别

- 初级

呼吸提示

- 全程均匀呼吸

注意 ⚠

- 若存在背部不适，则不建议进行此项训练

- 避免

下巴收紧

拉伸腿时膝关节弯曲

- 正确做法

背部挺直

身体充分伸展

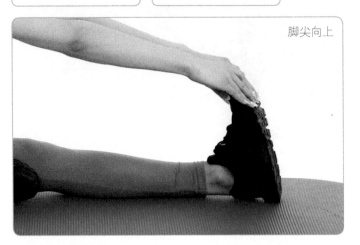

脚尖向上

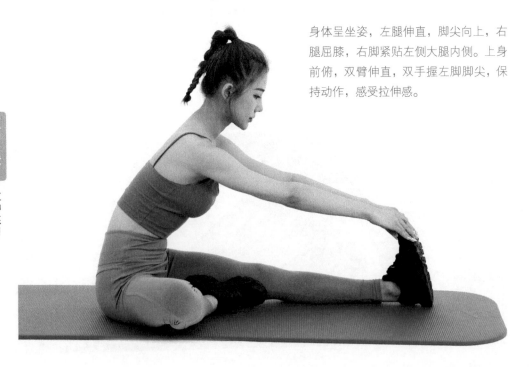

身体呈坐姿，左腿伸直，脚尖向上，右腿屈膝，右脚紧贴左侧大腿内侧。上身前俯，双臂伸直，双手握左脚脚尖，保持动作，感受拉伸感。

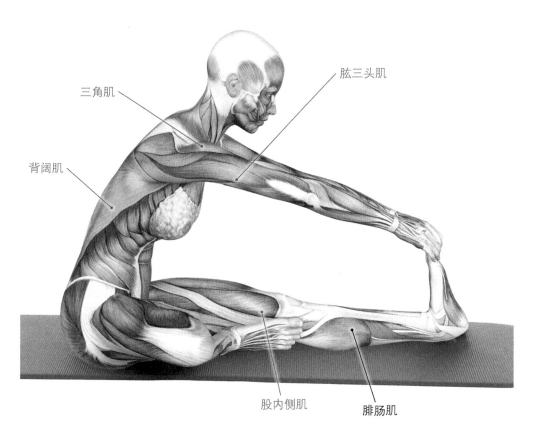

三角肌

背阔肌

肱三头肌

股内侧肌

腓肠肌

◆ **解析关键**

黑色字体为主要锻炼的
肌肉
灰色字体为次要锻炼的
肌肉

**最佳锻炼部位**

- 股二头肌
- 半腱肌
- 半膜肌
- 竖脊肌*
- 菱形肌*
- 腓肠肌

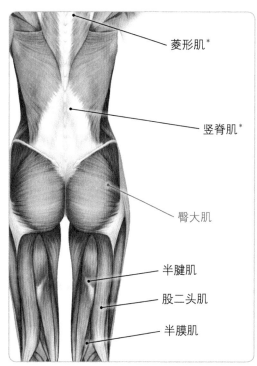

菱形肌*

竖脊肌*

臀大肌

半腱肌

股二头肌

半膜肌

# 眼镜蛇式

锻炼目标
- 核心
- 背部

锻炼器械
- 徒手

级别
- 初级

呼吸提示
- 全程均匀呼吸

注意 ⚠
- 若存在下背部或肩部不适，则不建议进行此项训练

❶ 身体呈俯卧姿，胸部靠近地面，双臂屈肘放于胸部两侧，小臂支撑于地面。

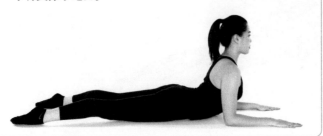

❷ 双臂伸直推起，使胸部和肋骨尽可能地向上抬起，感受拉伸感。

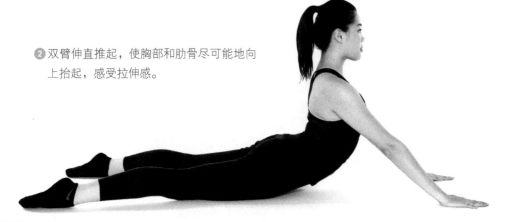

- 避免

伸展幅度过大
头部后仰

- 正确做法

肩部放松、下压
臀部向下

❸ 动作完成，恢复准备姿势。完成规定时间。

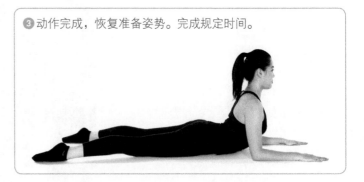

第10章

拉伸练习

- 腹直肌
- 腹横肌*
- 腹外斜肌
- 腹内斜肌*

◆ **解析关键**

黑色字体为主要锻炼的
肌肉

灰色字体为次要锻炼的
肌肉

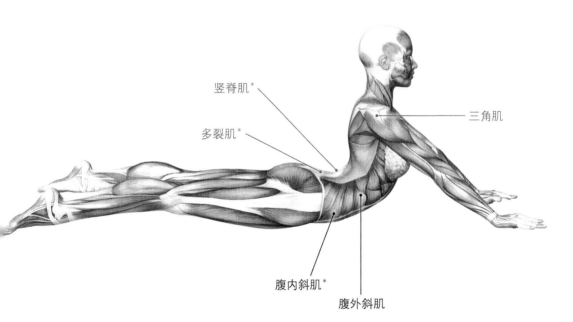

竖脊肌*

多裂肌*

三角肌

腹内斜肌*

腹外斜肌

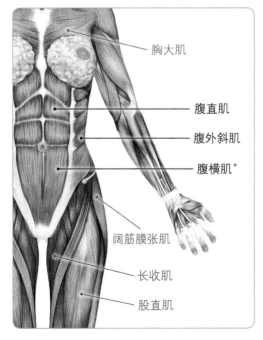

胸大肌

腹直肌

腹外斜肌

腹横肌*

阔筋膜张肌

长收肌

股直肌

☀ **小提示**

感受腹部的拉伸感，始终目视
前方。

第10章

拉伸练习

# 跪姿股四头肌拉伸

锻炼目标

・ 大腿

锻炼器械

・ 徒手

级别

・ 初级

呼吸提示

・ 全程均匀呼吸

注意 ⚠

・ 若存在背部或髋部疼痛，
则不建议进行此项训练

❶ 身体呈跪姿，上身挺直，目视前方，双臂伸直，双手握紧
脚部。

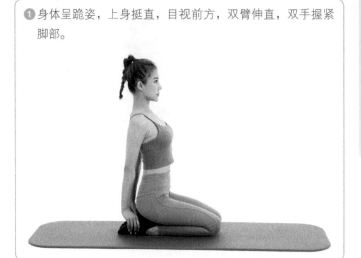

❷ 伸展髋部，头部及上身后仰，
感受拉伸感。重复动作，完
成规定次数。

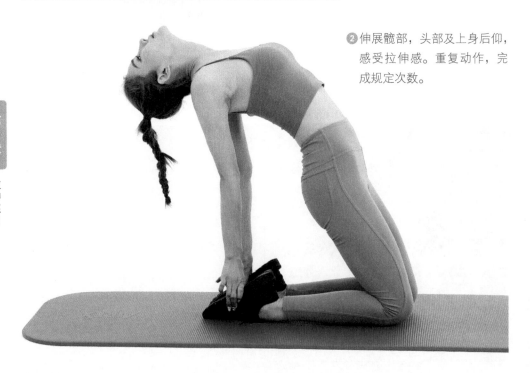

- 股直肌
- 股中间肌*
- 股外侧肌
- 股内侧肌
- 腹直肌

◆ **解析关键**

黑色字体为主要锻炼的
肌肉
灰色字体为次要锻炼的
肌肉

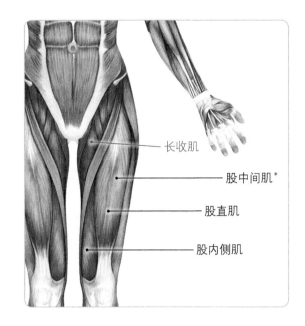

长收肌

股中间肌*

股直肌

股内侧肌

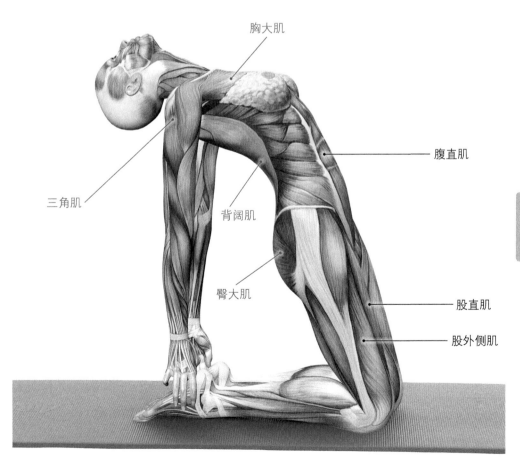

胸大肌

三角肌

背阔肌

臀大肌

腹直肌

股直肌

股外侧肌

# 麻花式拉伸

锻炼目标
- 核心
- 臀部
- 大腿

锻炼器械
- 徒手

级别
- 初级

呼吸提示
- 全程均匀呼吸

注意 ⚠
- 若存在下背部或膝关节疼痛，则不建议进行此项训练

- **避免**

  上半身向一侧偏转
  背部弯曲

- **正确做法**

  重点体会腰腹部、股四头肌、臀大肌的拉伸感

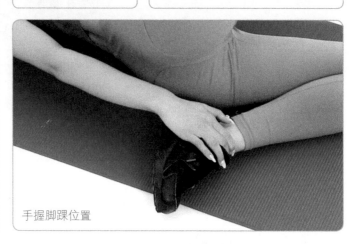

手握脚踝位置

身体呈仰卧姿，双腿屈膝，右腿在上，右腿靠近左侧地面。右手拉住左脚脚踝，左手扶右腿膝盖，肩部尽可能靠近地面，保持姿势至规定时间。

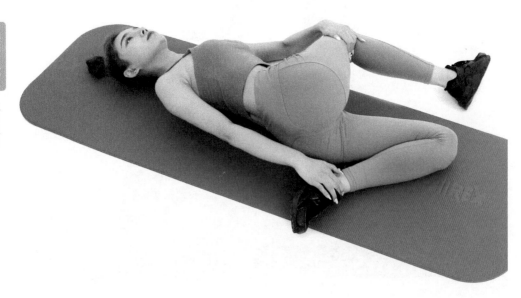

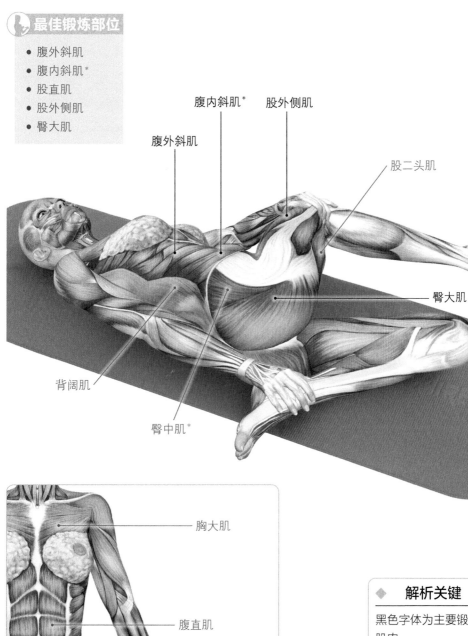

**最佳锻炼部位**

- 腹外斜肌
- 腹内斜肌*
- 股直肌
- 股外侧肌
- 臀大肌

腹内斜肌*　股外侧肌

腹外斜肌

股二头肌

臀大肌

背阔肌

臀中肌*

胸大肌

腹直肌

腹横肌*

长收肌

股直肌

**◆　解析关键**

黑色字体为主要锻炼的肌肉

灰色字体为次要锻炼的肌肉

# 90度腘绳肌拉伸

① 身体呈仰卧姿，平躺于地面，双臂伸直放于身体两侧。

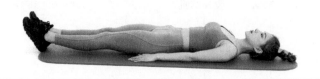

② 左腿伸直，右腿屈膝约90度，向上提起。双手交叉环抱右大腿后侧。

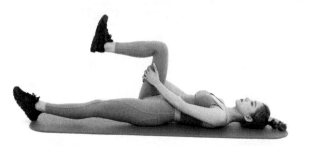

**锻炼目标**
- 大腿

**锻炼器械**
- 徒手

**级别**
- 初级

**呼吸提示**
- 全程均匀呼吸，同时跟随呼吸的节奏加大拉伸幅度

**注意**
- 若存在髋部或膝关节不适，则不建议进行此项训练

---

- **避免**

头部向上抬起

- **正确做法**

颈部及肩部保持放松
拉伸时固定好目标腿部

③ 右腿伸直向上，双手向胸前拉伸右腿，感受拉伸感，保持姿势至规定时间。对侧亦然。

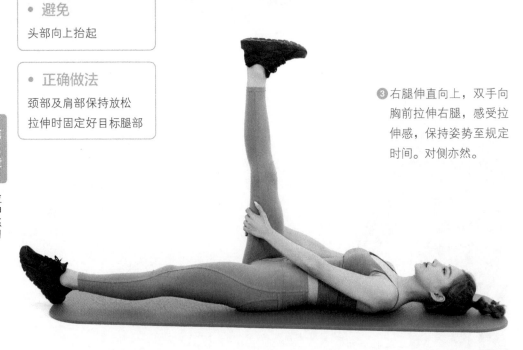

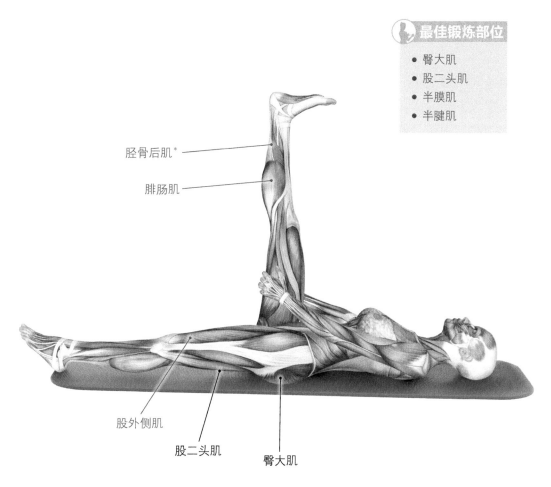

胫骨后肌*

腓肠肌

股外侧肌

股二头肌

臀大肌

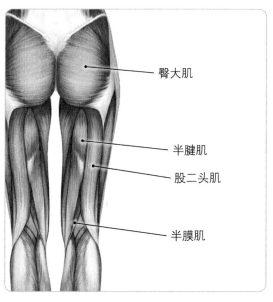

臀大肌

半腱肌

股二头肌

半膜肌

#### ◆ 解析关键

黑色字体为主要锻炼的
肌肉
灰色字体为次要锻炼的
肌肉

第10章

拉伸练习

293

# 坐姿小腿拉伸

锻炼目标
- 小腿

锻炼器械
- 徒手

级别
- 初级

呼吸提示
- 全程均匀呼吸

注意 ⚠
- 若存在下背部或膝关节疼痛，则不建议进行此项训练

❶ 身体呈坐姿，挺胸收腹，背部挺直，双腿伸直，双手落于身体两侧。

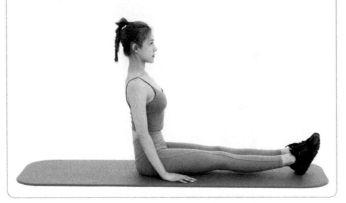

- 避免

拉伸腿屈膝
上身过度前俯

- 正确做法

脚尖绷紧
拉伸腿伸直

❷ 左腿屈膝，左脚蹬地，左手扶膝。保持右腿伸直，脚尖向上绷紧，右臂伸直拉动右脚尖，保持姿势至规定时间。对侧亦然。

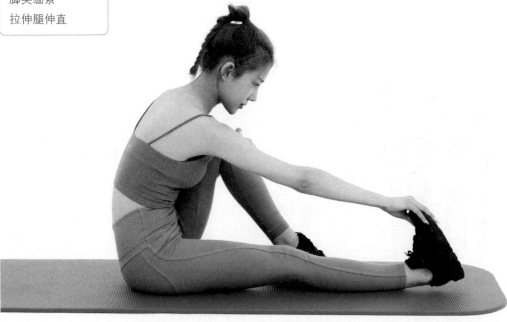

第10章 拉伸练习

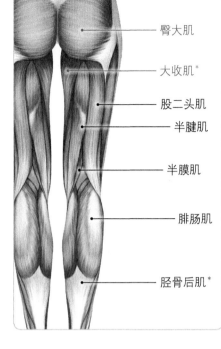

☀ 小提示

拉伸过程中，弯曲的腿不要移动位置。

◆ 解析关键

黑色字体为主要锻炼的肌肉
灰色字体为次要锻炼的肌肉

🧍 最佳锻炼部位

- 腓肠肌
- 比目鱼肌
- 胫骨后肌*
- 半膜肌
- 股二头肌
- 半腱肌

臀大肌
大收肌*
股二头肌
半腱肌
半膜肌
腓肠肌
胫骨后肌*

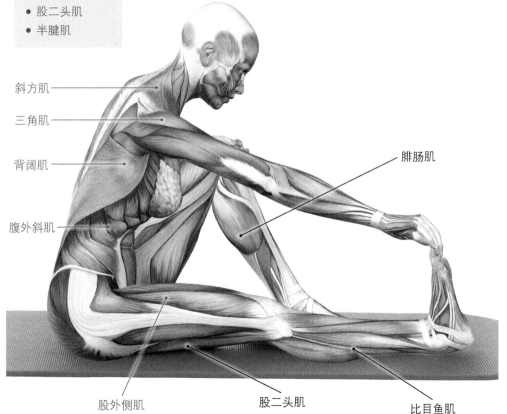

斜方肌
三角肌
背阔肌
腹外斜肌
腓肠肌
股外侧肌
股二头肌
比目鱼肌

# 髂腰肌拉伸

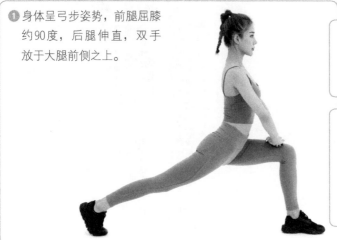

❶ 身体呈弓步姿势，前腿屈膝约90度，后腿伸直，双手放于大腿前侧之上。

● 避免

膝盖超过脚尖
背部弯曲，上身前倾

● 正确做法

膝盖与脚尖方向保持一致
背部挺直，核心收紧
上身逐渐向一侧旋转至最大幅度

锻炼目标

● 核心
● 髋部
● 大腿

锻炼器械

● 徒手

级别

● 初级

呼吸提示

● 全程均匀呼吸

注意 ⚠

● 若存在髋部或膝关节不适，则不建议进行此项训练

❷ 保持身体稳定，上身向一侧偏转，使目标肌肉得到拉伸，保持动作至规定时间。对侧亦然。

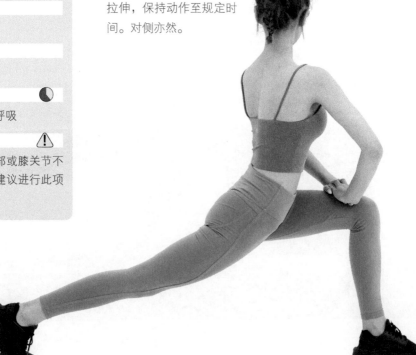

- 髂腰肌*
- 股直肌
- 阔筋膜张肌
- 腹外斜肌
- 股外侧肌

◆　解析关键

黑色字体为主要锻炼的肌肉
灰色字体为次要锻炼的肌肉

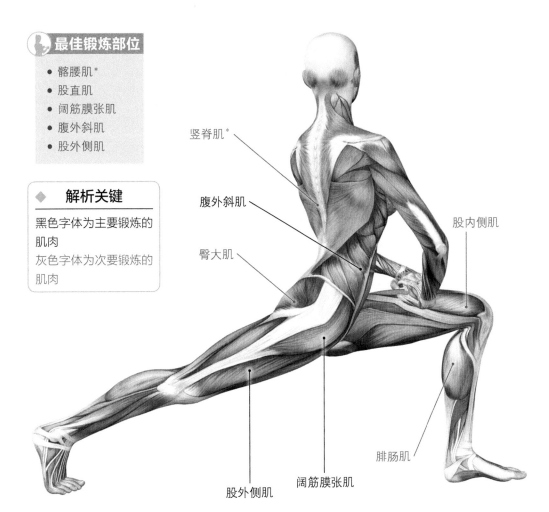

竖脊肌*

腹外斜肌

臀大肌

股内侧肌

腓肠肌

股外侧肌

阔筋膜张肌

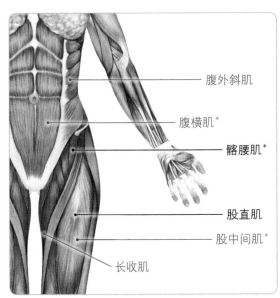

腹外斜肌

腹横肌*

髂腰肌*

股直肌

股中间肌*

长收肌

☀　小提示

运动过程中，上身保持挺直，前侧小腿尽可能与地面垂直。

第10章 拉伸练习

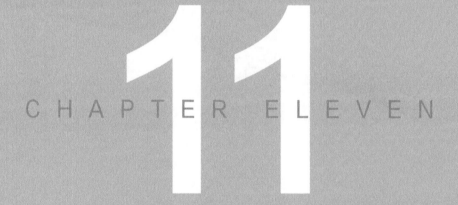

CHAPTER ELEVEN

# 第11章
# 训练计划

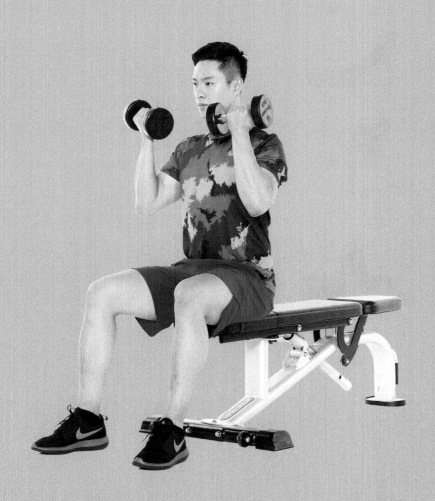

# 手臂塑形

| 序号 | 动作名称 | 组 | 重复次数/保持时间 | 练习节奏 | 间歇时间 | 页码 |
|---|---|---|---|---|---|---|
| 1 | 反式平板 | **3** | **10**次 | 1–0–2 | 60秒 | 70 |
| 2 | 双臂基本弯举 | **3** | **10**次 | 1–2–2 | 60秒 | 74 |
| 3 | 跪姿臂屈伸 | **2** | **15**次 | 1–1–2 | 45秒 | 62 |
| 4 | 单臂锤式弯举 | **3** | （左右）**15**次 | 1–2–1 | 30秒 | 76 |
| 5 | 跳箱–臂屈伸 | **2** | **10**次 | 1–1–2 | 60秒 | 68 |

# 肩部塑形

| 序号 | 动作名称 | 组 | 重复次数/保持时间 | 练习节奏 | 间歇时间 | 页码 |
|------|----------|----|------------------|----------|----------|------|
| 1 | YTW 划船 | | **15**次 | 有控制慢速 | | 36 |
| 2 | 直拳击打 | | **30**次 | 有控制快速 | | 40 |
| 3 | 侧平举 | 6个动作为1组；共3组 | **30**次 | 1-2-1 | 动作间无间歇；组间间歇60秒 | 44 |
| 4 | 交替前平举 | | （左右）**30**次 | 1-2-1 | | 48 |
| 5 | 支撑抬臀 | | **20**次 | 有控制匀速 | | 52 |
| 6 | 徒手古巴推举 | | **30**次 | 有控制匀速 | | 50 |

# 背部塑形

| 序号 | 动作名称 | 组 | 重复次数/保持时间 | 练习节奏 | 间歇时间 | 页码 |
|------|----------|-----|------------------|----------|----------|------|
| 1 | 俯身划船 | | **30**次 | 1–2–1 | | 82 |
| 2 | 俯卧挺身 | 5个动作为1组；共3组 | **15**次 | 1–2–1 | 动作间无间歇；组间间歇60秒 | 86 |
| 3 | 仰卧上拉 | | **30**次 | 1–1–2 | | 92 |
| 4 | 坐姿夹背 | | **20**次 | 1–2–1 | | 80 |
| 5 | 肩胛骨前伸后缩 | | **20**次 | 有控制匀速 | | 100 |

# 胸部塑形

| 序号 | 动作名称 | 组 | 重复次数/保持时间 | 练习节奏 | 间歇时间 | 页码 |
|---|---|---|---|---|---|---|
| 1 | <br>俯卧撑–推起离地 | **3**组 | **6**次 | 爆发式 | 60秒 | 120 |
| 2 | <br>俯卧撑–上斜+贴肘扩胸 | **3**组 | **12**次+<br>**8**秒 | 1–1–2+<br>有控制<br>匀速 | 60秒 | 110+<br>128 |
| 3 | <br>俯卧撑–下斜 | **3**组 | **12**次 | 1–1–2 | 60秒 | 112 |
| 4 | <br>前合掌 | **2**组 | **30**次 | 有控制<br>匀速 | 30秒 | 134 |

# 臀部塑形

| 序号 | 动作名称 | 组 | 重复次数/保持时间 | 练习节奏 | 间歇时间 | 页码 |
|---|---|---|---|---|---|---|
| 1 | 贝壳练习 | | （左右）**8**次 | 有控制匀速 | | 208 |
| 2 | 保加利亚深蹲 | | （左右）**10**次 | 1-1-2 | | 192 |
| 3 | 臀桥 | | **8**次 | 1-2-1 | | 216 |
| 4 | 宽距深蹲 | 6个动作为1组，共3组 | **20**次 | 1-1-2 | 动作间无间歇；组间间歇60秒 | 190 |
| 5 | 跪姿抬膝 | | （左右）**15**次 | 有控制匀速 | | 198 |
| 6 | 跪姿后踢腿 | | （左右）**15**次 | 有控制匀速 | | 206 |

# 腹部塑形

| 序号 | 动作名称 | 组 | 重复次数 /<br>保持时间 | 练习节奏 | 间歇时间 | 页码 |
|---|---|---|---|---|---|---|
| 1 | 动态平板支撑 | | **10**次 | 有控制<br>匀速 | | 182 |
| 2 | 侧平板支撑 | | （左右）<br>**30**秒 | 稳定 | | 150 |
| 3 | 臀桥卷腹 | | **15**次 | 有控制<br>匀速 | | 158 |
| 4 | 摇滚自行车 | 7个动作<br>为 1 组；<br>共2~3组 | **10**次 | 有控制<br>匀速 | 动作间间歇<br>15秒；组间<br>间歇60秒 | 162 |
| 5 | 单腿直膝抬起 | | （左右）<br>**10**次 | 有控制<br>匀速 | | 148 |
| 6 | 俯卧两头起 | | **15**次 | 1-2-2 | | 164 |
| 7 | 坐姿百次拍击 | | **10**次 | 最快速度 | | 176 |

训练计划

# 腿部塑形

| 序号 | 动作名称 | 组 | 重复次数/保持时间 | 练习节奏 | 间歇时间 | 页码 |
|---|---|---|---|---|---|---|
| 1 | 自重后弓步 | | （左右）8次 | 1-1-2 | | 240 |
| 2 | 弓步跳 | 4个动作为1组，共3组 | 10次 | 爆发式 | | 236 |
| 3 | 箱式深蹲 | | 20次 | 1-0-2 | | 232 |
| 4 | 高抬腿 | | 10次 | 快速 | 动作间无间歇；组间间歇90秒 | 262 |
| 5 | 单腿硬拉 | | （左右）15秒 | 有控制匀速 | | 248 |
| 6 | 侧弓步 | 3个动作为1组，共2组 | （左右）15次 | 有控制匀速 | | 226 |
| 7 | 提踵 | | 15秒 | 1-2-3 | | 260 |

# 全身减脂

| 序号 | 动作名称 | 组 | 重复次数/保持时间 | 练习节奏 | 间歇时间 | 页码 |
|------|---------|-----|-----------------|---------|---------|------|
| 1 | 开合跳 | | **30**次 | 有控制匀速 | | 20 |
| 2 | 直拳击打 | | **30**次 | 稳定 | | 40 |
| 3 | 登山者 | 6个动作为1组；共2~3组 | **30**次 | 有控制匀速 | 动作间间歇10秒；组间间歇60秒 | 256 |
| 4 | 螃蟹爬行-纵向 | | **20**次 | 有控制匀速 | | 30 |
| 5 | 原地跳绳 | | **30**秒 | 有控制匀速 | | 258 |
| 6 | 坐姿百次拍击 | | **20**次 | 最快速度 | | 176 |

# 全身力量

| 序号 | 动作名称 | 组 | 重复次数/保持时间 | 练习节奏 | 间歇时间 | 页码 |
|---|---|---|---|---|---|---|
| 1 | 平板支撑交替抬腿 | | （左右）<br>**10**次 | 有控制<br>匀速 | | 204 |
| 2 | 自重弓步走 | | **40**次 | 有控制<br>匀速 | | 224 |
| 3 | 俯卧撑 | | **15**次 | 1–1–2 | | 108 |
| 4 | YTW 划船 | 7个动作<br>为1组；<br>共3组 | **15**次 | 有控制<br>匀速 | 动作间无间<br>歇；组间间<br>歇60秒 | 36 |
| 5 | 跳箱–臂屈伸 | | **15**次 | 1–0–1 | | 68 |
| 6 | 军步伸膝 | | （左右）<br>**10**次 | 有控制<br>匀速 | | 202 |
| 7 | 提踵 | | **20**秒 | 1–1–3 | | 260 |

# 柔韧性

| 序号 | 动作名称 | 组 | 重复次数/保持时间 | 练习节奏 | 间歇时间 | 页码 |
|---|---|---|---|---|---|---|
| 1 | 站姿颈部拉伸 | | | | | 274 |
| 2 | 手臂交叉 | | | | | 268 |
| 3 | 手臂后伸屈肘后推 | | | | | 270 |
| 4 | 站姿肱二头肌拉伸 | | | | | 272 |
| 5 | 髂腰肌拉伸 | **1**组 | 每个动作**30**秒 | 静态保持 | 无间歇 | 296 |
| 6 | 猫式伸展 | | | | | 280 |
| 7 | 眼镜蛇式 | | | | | 286 |
| 8 | 坐姿大腿内侧拉伸 | | | | | 282 |
| 9 | 麻花式拉伸 | | | | | 290 |
| 10 | 90度腘绳肌拉伸 | | | | | 292 |
| 11 | 坐姿小腿拉伸 | | | | | 294 |

第二章

训练计划

# 稳定性

| 序号 | 动作名称 | 组 | 重复次数/保持时间 | 练习节奏 | 间歇时间 | 页码 |
|---|---|---|---|---|---|---|
| 1 | 俯身YW伸展 | | **15**次 | 有控制 匀速 | | 84 |
| 2 | 正踢腿 | | （左右） **10**次 | 有控制 匀速 | | 22 |
| 3 | 鳄鱼爬行–纵向 | 6个动作 为1组； 共2~3组 | **10**次 | 有控制 匀速 | 动作间无间 歇；组间间 歇60秒 | 32 |
| 4 | 对侧上举 | | （左右） **10**秒 | 有控制 匀速 | | 152 |
| 5 | 侧桥 | | **60**秒 | 静态保持 | | 170 |
| 6 | 蚌式支撑 | | （左右） **15**次 | 有控制 匀速 | | 218 |

# 高强度间歇训练（基础版）

　　高强度间歇训练（基础版）是针对初级训练者的燃脂方案，专为打造良好形体而设定。本方案选取高抬腿、开合跳、俯身跨步蹬山、侧弓步、坐姿转体5个动作，兼顾上、下肢与核心，是充满活力的方案，锻炼的肌群也较为全面，能够让训练者充分运动，消耗大量热量。

| 序号 | 动作名称 | 组 | 重复次数/保持时间 | 练习节奏 | 间歇时间 | 页码 |
|---|---|---|---|---|---|---|
| 1 | 高抬腿 | | **15**次 | 快速 | | 262 |
| 2 | 开合跳 | 5个动作为1组，共进行15~20分钟 | **15**次 | 快速 | 动作间间歇15秒 | 20 |
| 3 | 俯身跨步登山 | | **15**次 | 有控制快速 | | 26 |
| 4 | 侧弓步 | | （左右）**15**次 | 有控制快速 | | 226 |
| 5 | 坐姿旋体 | | **15**次 | 有控制快速 | | 174 |

# 高强度间歇训练（提高版）

　　高强度间歇训练（提高版）是针对具有一定训练基础的训练者的燃脂方案。本方案选取简易波比跳、弓步跳、摇滚自行车、双腿交换跳、坐姿百次拍击5个动作，训练强度大，燃脂效果好，能够全面锻炼身体，提升肌肉的力量、爆发力和耐力。本方案能够燃烧大量热量，有助于减脂塑形。

| 序号 | 动作名称 | 组 | 重复次数/保持时间 | 练习节奏 | 间歇时间 | 页码 |
|---|---|---|---|---|---|---|
| 1 | 简易波比跳 | | **15**次 | 有控制快速 | | 24 |
| 2 | 弓步跳 | 5个动作为1组；共进行15~20分钟 | **15**次 | 有控制快速 | 动作间间歇15秒 | 236 |
| 3 | 摇滚自行车 | | **15**次 | 有控制快速 | | 162 |
| 4 | 双腿交换跳 | | **15**次 | 有控制快速 | | 244 |
| 5 | 坐姿百次拍击 | | **15**次 | 有控制快速 | | 176 |

# 膝关节功能强化

　　下面介绍的方案为膝关节功能的恢复与强化而设定。膝关节对于健康与运动都很重要。膝关节是运动中比较容易受伤的部位，这不仅因为膝关节的使用频率高，还因为膝关节承受着来自身体的压力。本方案选取与膝关节及其周围肌肉相关的动作，以提升膝关节周围肌肉的力量，使膝关节更加结实。需要注意的是，运动不能太剧烈，不要训练过度。

| 序号 | 动作名称 | 组 | 重复次数/保持时间 | 练习节奏 | 间歇时间 | 页码 |
|---|---|---|---|---|---|---|
| 1 | 麻花式拉伸 | | **20**秒 | 静态保持 | | 290 |
| 2 | 90度腘绳肌拉伸 | 1组 | **20**秒 | 静态保持 | 无间歇 | 292 |
| 3 | 军步伸膝 | | （左右）**10**次 | 有控制匀速 | | 202 |
| 4 | 深蹲提膝 | 3个动作为1组；共3组 | （左右）**10**次 | 有控制匀速 | 动作间间歇30秒；组间间歇60秒 | 252 |
| 5 | 侧弓步 | | （左右）**10**次 | 有控制匀速 | | 226 |

训练计划

# 髋关节功能强化

髋关节是连接身体上下部分的重要部位。髋关节是否稳定，关系着整个动作的平衡，影响运动能力。髋关节功能强化方案选取与髋关节相关的动作，不仅可以训练髋关节的稳定性，而且还可以通过拉伸该部位肌肉提升髋关节的灵活性。

| 序号 | 动作名称 | 组 | 重复次数/保持时间 | 练习节奏 | 间歇时间 | 页码 |
|---|---|---|---|---|---|---|
| 1 | 髂腰肌拉伸 | | （左右）**20**秒 | 静态保持 | | 296 |
| 2 | 坐姿大腿内侧拉伸 | **1**组 | **20**秒 | 静态保持 | 无间歇 | 282 |
| 3 | 弓步后转体 | | **10**次（左右） | 有控制匀速 | | 180 |
| 4 | 单腿硬拉 | | （左右）**10**秒 | 1-1-2 | | 248 |
| 5 | 直膝髋外展 | 4个动作为1组；共3组 | （左右）**10**次 | 1-2-2 | 动作间间歇30秒；组间间歇60秒 | 214 |
| 6 | 贝壳练习 | | （左右）**10**次 | 有控制匀速 | | 208 |
| 7 | 跪姿抬腿画圈 | | （左右）**15**次 | 有控制匀速 | | 200 |

# "久坐一族"身姿调整

　　在办公室工作的人们经常长时间维持一个姿势，这容易对腰椎造成长时间的压力，导致腰椎出现各种问题。另外，"久坐一族"一般会面对电脑工作，头部容易长时间前探或下低，这会造成颈椎前伸、改变颈椎曲度，给颈椎带来很大压力，并形成不良身姿，如驼背、圆肩等。久坐对腿部也会造成长时间的压力，使血液流通不畅，影响身体健康。本方案中的动作针对肩部、腰部、臀部等进行拉伸和锻炼，使这些部位的肌肉在经过拉伸与锻炼后，功能得到强化，并回归其应该在的位置，使身姿得到调整与矫正。

| 序号 | 动作名称 | 组 | 重复次数/保持时间 | 练习节奏 | 间歇时间 | 页码 |
|---|---|---|---|---|---|---|
| 1 | 站姿颈部拉伸 | | （左右）**20**次 | 静态保持 | | 274 |
| 2 | 髂腰肌拉伸 | 7个动作为1组；共2组 | （左右）**20**秒 | 静态保持 | 无间歇 | 296 |
| 3 | 猫式伸展 | | **20**次 | 有控制匀速 | | 280 |
| 4 | 肩部画圈 | | **15**次 | 有控制匀速 | | 38 |

第二章

训练计划

| 序号 | 动作名称 | 组 | 重复次数/保持时间 | 练习节奏 | 间歇时间 | 页码 |
|---|---|---|---|---|---|---|
| 5 | 俯身YW伸展 | | **15**次 | 有控制匀速 | | 84 |
| 6 | 坐姿肩外旋 | 7个动作为1组；共2组 | **15**次 | 有控制匀速 | 无间歇 | 56 |
| 7 | 站姿后抬腿 | | （左右）**15**次 | 1-2-1 | | 220 |